中草药识别与应用丛书

妇科病中草药识别与应用

黄燮才　主编

广西科学技术出版社

图书在版编目（CIP）数据

妇科病中草药识别与应用 / 黄燮才主编. —南宁：广西科学
技术出版社，2017.12（2024.4重印）
（中草药识别与应用丛书）
ISBN 978-7-5551-0731-6

Ⅰ.①妇… Ⅱ.①黄… Ⅲ.①妇科病—中药疗法②中草药—
基本知识 Ⅳ.①R271.1②R282

中国版本图书馆CIP数据核字（2016）第314988号

妇科病中草药识别与应用
FUKEBING ZHONGCAOYAO SHIBIE YU YINGYONG

黄燮才　主　编

策　　划：罗煜涛　陈勇辉
责任编辑：李　媛　　　　　　　责任校对：袁　虹
封面设计：苏　畅　　　　　　　责任印制：韦文印

出 版 人：卢培钊　　　　　　　出版发行：广西科学技术出版社
社　　址：广西南宁市东葛路66号　邮政编码：530023
网　　址：http://www.gxkjs.com

印　　刷：北京兰星球彩色印刷有限公司
开　　本：890 mm×1240 mm　1/32
字　　数：172千字　　　　　　　印　　张：6
版　　次：2017年12月第 1 版　　印　　次：2024年4月第 2 次印刷
书　　号：ISBN 978-7-5551-0731-6
定　　价：78.00 元

◆ 前　言 ◆

　　妇科病是常见病和多发病。由于妇女在生理上有经、孕、产、育等特点，因此妇科病主要包括月经病、带下病、妊娠病、产后病和妇科杂病等一些特殊病变。诊治妇科病与诊治男子病相比，必须考虑妇女的上述特点。《千金要方》载："妇人之病，比之男子，十倍难疗。"张景岳的《问病诗》也特别指出："妇人尤别问经期，迟速闭崩皆可见。"这些说明"四诊"中的问诊对妇科病诊治有其独特之处，不能疏忽。

　　中国人民数千年来使用中草药治疗妇科病积累了丰富的经验，对保障妇女的健康起了很大作用。实践证明，中草药治疗妇科病有较好疗效，历来深受我国妇女喜爱。同时，由于中草药具有药物易找、使用简便和花钱少等优点，仍然有许多人应用中草药治疗妇科病。为了继承和发掘中国医药学遗产，使中草药在防治妇科病中更好地为人类健康服务，我们本着安全、有效、简便、经济和药物易找的原则，选择了民间常用而且疗效较好的中草药，结合临床经验，并参考有关文献资料，编著成这本《妇科病中草药识别与应用》。

　　本书适合基层医生和中草药爱好者参考使用，也可供从事妇科病研究和资源开发者参考。希望本书的出版能在普及中草药科学知识、搞好城乡医疗保健、保障妇女健康、开发利用中草药治疗妇科病等方面提供可靠依据。

　　当前，"保护自然资源，保持生态平衡，就是保护人类自己"的观点已成为越来越多的国家和人民的共识。因此，希望在开发利用中草药时要注意生态平衡，保护野生资源和物种。对疗效佳、用量大的野生中草药，应逐步引种栽培，建立生产基地，建立资源保护区，有计划地轮采，使我国有限的中草药能不断延续，为人类造福。

由于编者的水平有限和受客观条件的限制，书中难免存在不足之处，欢迎读者提出宝贵意见。

黄燮才

2016年10月

◆编写说明◆

1. 品种：本书收载治疗妇科病临床常用中草药100种。每种按名称（别名）、来源、形态、生境分布、采收加工、性味功效、用量、禁忌、验方等项编写。目录的编排按中草药名称的第一个字的笔画多少为顺序。

2. 图片：每种中草药均有形态逼真的彩色图片。除小型草本拍摄全株外，木本、藤本和大型草本只拍摄有代表性的局部，用局部的枝叶、花或果来表现全体，因此在看图时，应对照形态项的描述，通过图文对照，提高识别能力。少数中草药还配有药材彩色图片。

3. 名称：中药原则上采用《中华人民共和国药典》、部颁标准或省（自治区）地方标准所用的名称，草药一般采用多数地区常用名称，以求药名逐步统一。

4. 学名：每种中草药在来源项中只选择1个符合国际命名法规的学名（拉丁学名）。

5. 验方：中西医病名均予采用，所列使用分量可供参考，使用时可根据药物性能和患者体质强弱、病情轻重、年龄大小、发病季节、所处地域等具体情况进行加减，做到辨证论治。凡不明症状或病情严重的，应及时请医生诊治，以免贻误病情。对有毒药物，用量尤须慎重，以免发生不良作用。

水煎服：指用清水浸过药面约2 cm煎药，煎好后滤出药液再加清水过药面复煎，2次药液混合作为1日量，分2～3次服用；病情紧急的，则1次顿服。煎药容器以砂锅为好，忌用铁器。

先煎：矿物类、介壳类（如龟板等）应打碎先煎，煮沸约10分钟后，再下其他药同煎。

后下：气味芳香的药物（如薄荷、砂仁等）宜在一般药即将煎好时下，再煎4～5分钟即可。

布包煎：为了防止煎药后药液浑浊及减少对消化道及咽喉的不良刺激，有些药物（如灶心土、旋覆花等）要用纱布包好再放入锅内煎煮；或先煎去渣，然后再放入其他药同煎。

另炖或另煎：某些贵重药物（如人参、鹿茸等），为了尽量保存有效成分，以免同煎时被其他药物吸收，可另炖或另煎，即将药物切成小片，放在加盖盅内，隔水炖1～2小时。

另焗：含有挥发油，容易出味，用量又少的药物（如肉桂等），可用沸开水半杯或用煎好的药液趁热浸泡并加盖。

冲服：散（粉）剂、小丸、自然汁及某些药物（如三七末、麝香、竹沥、姜汁、蜜糖、白糖或红糖）等，需要冲服。

烊化（溶化）：胶质、黏性大且易溶的药物（如阿胶、鹿胶、龟胶、饴糖等）与其他药物同煎，则易粘锅煮焦，或黏附于其他药物，影响药物有效成分溶解。用时应在其他药物煎好后，放入去渣的药液中微煮或趁热搅拌，使之溶解。

烧存性（煅存性）：将药物加热至焦化呈黑褐色，中心部分尚存留一点深黄色叫做"存性"，千万不能将药物烧成白灰，以致失去药效。

6. 计量：形态项的长度按公制用m（米）、cm（厘米）和mm（毫米）。验方中的重量换算如下：1斤（16两）=500克，1两=30克，1钱=3克。液体按1斤=500毫升。验方的用量，除儿科疾病外，均按成人量，儿童用时应酌减，一般用量如下：1～2岁用成人量的1/5，2～3岁用成人量的1/4，4～7岁用成人量的1/3，8～12岁用成人量的1/2。凡药名前冠有"鲜"字的，是指新鲜的药物，其他均为干燥药，如改为鲜药，一般用量可加倍。外用量可根据药物性能和病情等的不同情况灵活决定。

◆妇科病简介◆

　　月经不调：是月经周期紊乱。有月经提前7～8日，或1个月2次的（月经先期）；有月经延后8～9日，甚至隔40～50日来1次的（月经后期）；有经期虽准，但血量过多，时间延长，出现贫血的（月经过多）；有经期虽准，但血量明显减少，或行经期时间缩短，甚或点滴即净的（月经过少）；有月经不按周期来潮，或先或后的（月经先后无定期，俗称"乱经"）；月经周期基本正常，行经时间延长7日以上，甚至淋漓不净达半月之久的，称经期延长。痛经（经行腹痛）妇女在行经前后或正值月经来潮时，小腹及腰部疼痛，严重时剧痛难忍，常伴有恶心、呕吐、面色苍白、头面冷汗淋漓甚至昏厥等症状，并随着月经周期发作，称为痛经。

　　经行吐衄：亦即倒经、逆经。月经来潮前1～2日，或正值经行时，出现有规律的吐血或衄血（鼻出血），每次伴随月经周期发作，常可导致月经量减少或不行经，似乎月经倒行逆上，称经行吐衄。

　　闭经：亦即经闭。女子已过青春期（超过18岁）而未来月经，或曾来而又中断达3个月以上，又不是妊娠者，称为闭经。闭经的病人常出现腰背胀痛，周身无力，易倦。严重的有头晕、失眠、头发脱落，甚至不能劳动。

　　白带：是指妇女阴道内流出一种黏稠液体（阴道分泌物）较正常者增多而言。患者阴道所下之物如涕如唾，绵绵不断如带，有腥臭气（白带）；患者阴道所下之物赤白相杂，质稠黏，有腥臭气（赤白带）。病理变化所引起的白带，最常见于生殖器发生感染和肿痛；其他原因是身体衰弱，性刺激过多，大便秘结等。凡是能增加局部充血的情况，都可引起白带。炎症所引起的白带是脓性；因局部充血所引起的白带，则多为黏液性；肿瘤的白带，特别是子宫颈癌有局部组织坏死时，也是脓性，且混有血液，有恶臭。

崩漏：妇女在不行经期间，阴道内大量出血，或连续出血不断。对来势很急的大量出血，用"山崩"来形容，叫做"崩"；对来势缓慢的不断出血，用"屋漏"来形容，叫做"漏"。崩与漏在性质上基本相同，只是病情有缓、急之别。功能性子宫出血主要症状是月经来潮时，血量过多，行经时间延长，有时甚至延长几个星期，停止一段时间又出血；经期不调，头昏眼花，疲倦，贫血，腰痛等。

子宫下垂：亦即子宫脱垂。子宫下垂是农村妇女常见的疾病，常有会阴处坠胀，有物脱出，腰骶酸痛、尿频、尿急、小便失禁、大便困难、行走不便等症状。有时由于子宫及脱出的阴道壁受裤子的摩擦可发生溃疡及感染。发现子宫下垂时应及时进行治疗，以免病情由轻到重。按子宫下降的程度，可分为3度：

第1度：子宫颈下降于坐骨棘平面以下，子宫颈仍然在阴道口内，距阴道外口4 cm以内。

第2度：子宫颈及部分子宫体露于阴道口外。

第3度：子宫颈及子宫体全部脱出于阴道口外。

妊娠呕吐：亦即妊娠恶阻。常开始于妊娠第6个星期前后，孕妇不能进食，恶闻食气，食入即吐，甚至空腹时也呕吐，呕吐物为食物、胃液和胆汁，严重时呕吐物中带血，头昏眼花，四肢倦怠，懒于动作。由于不能进食及频繁的呕吐，以致引起失水。

妊娠下血：亦即胎漏。妊娠后，胎不动，腹不痛，阴道不时少量下血，或时下时止，淋漓不断。多属血虚不能养胎而下血。

胎动不安：亦即先兆流产。自觉胎动，有下坠感，甚至腰酸腹胀，阴道有少许出血。

滑胎：亦即习惯性流产。妊娠3个月内，胎儿未形成而坠者，称为坠胎。3个月以后，胎儿已经形成而坠者，则称小产。在坠胎或小产之后，下次受孕，仍如期而坠，或屡孕屡坠，达3次以上者，称滑胎。属气虚不能摄胎之症。

恶露不净：生下小孩以后，胞宫遗留的余血浊液，称"恶露"。正常恶露一般在产后20日左右干净。如超过这段时间，仍淋漓不断者，称"恶露不净"（恶露不止，恶露不绝）。如迁延日久，则影响产妇健康而发生其他疾病。

恶露不下：生下小孩后，恶露应自然排出体外，如果停留不下，或下亦甚少，称"恶露不下"。恶露停蓄体内，可诱发产后腹痛、产后发热等病。

胞衣不下：亦即胎盘滞留。胎儿娩出后，经过较长时间胎盘不能娩出，称"胞衣不下"。

缺乳：产后乳汁甚少或全无，称缺乳，也称乳汁不足。

乳汁自出：产妇乳汁不经婴儿吮吸而自然流出者，称"乳汁自出"。若体质健壮，气血旺盛，乳汁充沛，乳房饱满而乳汁溢出者，不属病态，不需治疗。

乳汁不足：产后乳汁分泌不足，多由乳房不胀大或乳腺流奶不畅，产妇身体虚弱，则常致奶量稀少或稀淡。

回乳：就是止乳。在不再哺乳而乳汁仍然很多，乳房胀痛的情况下可服药治疗，予以回乳。

急性乳腺炎：亦即乳疮。常发生于产后1~2个月的哺乳期妇女，初产妇尤为多见。初起时感觉乳房内疼痛、肿胀，乳房皮肤表面发红，局部变硬，热感。若不及时治疗，则炎症继续发展而化脓，形成脓肿。用手触摸痛处有波动感，病人可有发冷发热、全身不适等症状。

产后腹痛：就是生下小孩以后，小腹疼痛。主要原因是产后子宫复原收缩所引起。

产后身痛：产褥期内，出现肢体关节酸痛、麻木等症状者，为产后身痛，或称产后关节痛。

产后血晕：产妇分娩后，突然头晕眼花，不能起坐或泛恶欲呕，甚至昏厥不省人事，称"产后血晕"。

产后风痹：因妇女体弱，产时流血过多，产后见头晕、面色萎黄、青白、浮肿，全身无力，甚至双脚或四脚痪软、瘫痪。

阴痒：外阴及阴道瘙痒不堪，甚则痒痛难忍，坐卧不安，有时可波及肛门周围，或伴有不同程度的带下，叫阴痒。以滴虫性阴道炎、霉菌性阴道炎、老年性阴道炎和外阴白斑等为常见。

附：妊娠服药禁忌歌

芫（菁）斑（蝥）水蛭及虻虫，乌头附子与天雄，

野葛水银并巴豆，牛膝苡仁与蜈蚣，

三棱芫花代赭（石）麝（香），大戟蝉蜕黄雌雄（雄黄、雌黄），

牙硝芒硝牡丹（肉）桂，槐花牵牛皂角同，

半夏南星与通草，瞿麦干姜桃仁通，

瑙砂干漆蟹爪甲，地胆茅根及䗪虫。

此是妇人妊娠忌，医患须记在心中。

◆目　录◆

一 点 红（羊蹄草、紫背草）

▶来源　菊科植物一点红 *Emilia sonchifolia*（L.）DC. 的全草。

▶形态　一年生草本。茎直立或近基部倾斜，绿色或带紫红色，有疏柔毛。单叶互生，下部叶羽状分裂，顶端裂片最大，宽卵状三角形，顶端钝或近圆形，边缘有锯齿，上部叶卵形或卵状披针形，通常不分裂，边缘有锯齿，基部多少抱茎，两面均有疏柔毛，下面通常紫红色或紫绿色。花细小，红色或紫红色，组成头状花序圆柱状，顶生；总苞狭圆柱形，总苞片1列，约与小花等长；全为管状花；花冠管状，5齿裂；雄蕊5枚，花药连合。瘦果有毛，圆柱形，顶端有白色柔软的冠毛。花、果期7～10月。

▶生境分布　生于路边、园边、沟边、田边、山坡荒地、草地。

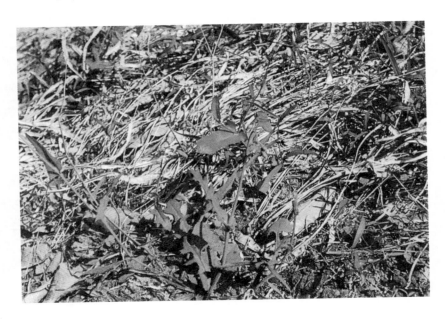

分布于我国浙江、江西、安徽、福建、湖北、湖南、广东、广西、海南、贵州、四川、云南、台湾等省（区）；亚洲热带和亚热带以及非洲等地也有分布。

▶**采收加工**　夏、秋季采收，除去杂质，晒干。用时洗净，切短段。

▶**性味功效**　微苦，凉。抗菌消炎，散血消肿。

▶**用量**　15～30 g。

▶**验方**　1. 乳腺炎：①鲜一点红适量。捣烂敷患处或加红糖少许捣烂敷患处。每日换2次。②鲜一点红适量，食盐少许。共捣烂敷患处；同时取鲜一点红60 g（干品30 g）。水煎服。③鲜一点红120 g。一半水煎服，另一半捣烂敷患处。④一点红、金银花藤（忍冬藤）各30 g，犁头草（堇菜科长萼堇菜）15 g。水煎服。

2. 盆腔炎：一点红、白茅根各25 g，功劳木、车前草各15 g，野菊花、金银花各10 g，陈皮、甘草各5 g。水煎服。

3. 附件炎：一点红30 g，功劳木10 g。水煎服。

4. 阴道炎：鲜一点红适量。水煎汤，加食盐少许，洗患处。

5. 白带过多：①一点红30 g，鸡蛋2个。先将一点红煮熟，然后打入鸡蛋再煮沸，温服。②一点红、长春花全草（夹竹桃科）各30 g，鸡蛋2个，水煲服。

三　七（田七、参三七、人参三七）

▶**来源**　五加科植物三七 *Panax notoginseng*（Burk.）F. H. Chen ex C. Chow 的根。

▶**形态**　多年生直立草本。主根肥大肉质，倒圆锥形或短圆柱形，长2～6 cm，直径1～4 cm，外皮黄棕色，有数条支根，顶端有短的根茎。茎圆柱形，无毛。掌状复叶轮生，通常3～6枚轮生于茎顶，每枚叶有小叶3～7片；小叶片椭圆形或长圆状倒卵形，边缘有锯齿，两齿间有刚毛，两面叶脉均有刚毛。花黄白色；伞形花序单生于枝顶，有花80～100朵或更多；花梗有微柔毛；花萼5齿裂；花瓣5片；雄蕊5枚。浆果肾形，长约9 mm，成熟时红色。种子球形，种皮白色。花期6～8月，果期8～10月。

▶**生境分布**　栽培植物，栽培于林下阴湿处或山坡人工荫棚下。我国广西、云南为主要产地，广东、福建、江西、浙江、四川、湖北等地近年有引种栽培；越南也有栽培。

▶**采收加工**　秋季花开前采收，洗净，晒干。用时洗净，润透切薄片或洗净后晒干，捣碎或研成细粉。将三七片放入鸡油中煎炸，以微黄为度，取出待冷，研细粉，即为熟三七粉。

▶**性味功效**　甘、微苦，温。散瘀，止血，消肿，定痛。熟三七补血。

▶**用量**　3～10 g。

▶**禁忌**　孕妇忌服。

▶**验方**　1. 月经不调，产后恶露不尽，贫血：①三七6 g，鸡肉或猪瘦肉适量。水炖服。②熟三七粉6 g。用猪瘦肉或鸡肉适量煮汤送服。

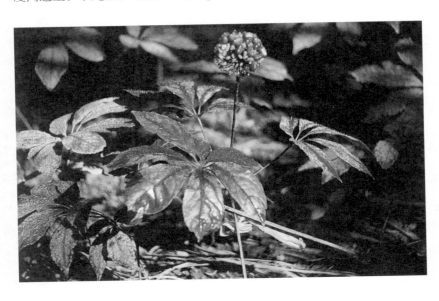

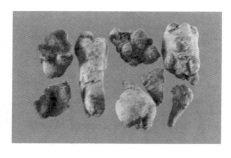

2. 妊娠漏血：三七粉6 g（另包，冲服），鹿胶30 g（另包，溶化冲服），桑寄生15 g。水煎，冲鹿胶、三七粉服。

3. 贫血：①熟三七粉6 g，鸡蛋1个。将鸡蛋打成蛋花，加入熟三七粉，搅匀，炖熟吃，每日服1次。②熟三七粉15 g，项鸡（未生过蛋的项鸡）1只，去内脏，将熟三七粉撒入鸡腹内，水炖烂（也可加入黄酒少许共炖），食肉喝汤，分2～3次食完。

4. 血崩（功能性子宫出血）：三七3 g（研末，另包冲服），墨旱莲30 g。水煎，冲三七末服。

5. 产后大出血：三七粉。每日服3 g，开水冲服。待血稍止后，取百草霜、血余炭各等量，共研细粉，每次服10 g，每日服2次，温开水加黄酒冲服。

三　加（三加皮、刺三甲）

▶来源　五加科植物白簕 *Acanthopanax trifoliatus*（L.）Merr. 的根及根茎。

▶形态　藤状灌木。枝有宽扁钩刺。根茎圆柱形，直径1～3 cm，表面灰棕色。掌状复叶互生，小叶3片，稀4或5片；小叶片椭圆状卵形或椭圆状长圆形，长4～10 cm，宽2.5～5 cm，边缘有细锯齿或钝齿，两面无毛或上面脉上有疏刚毛；叶柄长2～6 cm，有刺或无刺；小叶柄长2～8 mm，有时几无小叶柄。花黄绿色；伞形花序顶生，总花梗和花梗均无毛；萼筒无毛，边缘有5个三角形小齿；花瓣5片；雄蕊5枚；子房2室，花柱2枚，基部合生。果实扁球形，成熟时黑色，直径约5 mm。花期8～11月，果期9～12月。

▶**生境分布**　生于山坡、山脚、溪边、林边、村边灌丛中。分布于我国浙江、江苏、江西、安徽、福建、台湾、湖北、湖南、广东、广西、海南、四川、贵州、云南等省（区）；越南、印度、菲律宾等地也有分布。

▶**采收加工**　秋、冬季采收，洗净，趁鲜切片，晒干。用时洗净，切碎。

▶**性味功效**　苦、辛，凉。祛风除湿，消肿止痛。

▶**用量**　10～30 g。

▶**禁忌**　孕妇忌服。

▶**验方**　1. 白带：①三加、琴叶榕根（或五指毛桃根）各30 g，猪瘦肉适量。水煲服。②三加、白背叶根各30 g，猪瘦肉适量。水煲服。

2. 白带、月经困难：三加10 g，柳叶牛膝根（苋科）6 g。水煎服。

3. 乳痈：三加60 g。酒、水各半炖服。

三　白　草（过塘藕）

▶**来源**　三白草科植物三白草 *Saururus chinensis*（Lour.）Baill. 的根状茎（称三白草根）或全草（称三白草）。

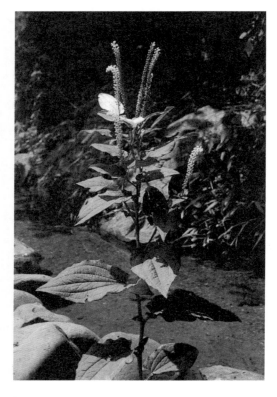

▶形态 多年生直立湿生草本。根状茎横走，白色，圆柱形，有明显的环状节，节上有须根。单叶互生；叶片卵形或卵状披针形，长4～15 cm，宽3～6 cm，基部心形，两面均无毛，顶端2～33片于花期常为白色呈花瓣状；叶柄短于叶片。花小，黄色，无花被；总状花序与叶对生或生于枝顶；花序基部无总苞片；雄蕊6～8枚；子房上位。果实近球形，直径约3 mm，果皮有疣状凸起，成熟时不开裂。花期4～6月，果期7～9月。

▶生境分布 生于低湿沟边、浅水塘边、溪边。分布于我国长江流域及以南各省（区）以及河南、河北、山东；越南、菲律宾、日本等地也有分布。

▶采收加工 夏、秋季采收，洗净，晒干。用时洗净，切短段。

▶性味功效 甘、辛，寒，有小毒。清热利湿，利尿消肿。

▶用量 15～30 g。

▶禁忌 孕妇慎服。

▶验方 1. 湿热白带：①三白草30 g。水煎，对黄酒适量，空腹服（忌酸辣）。②鲜三白草根60 g，瘦肉60～120 g。水煲服。③三白草、车前草各30 g，猪骨适量。水煲服。④三白草根、紫茉莉根各30 g，白鸡冠花15 g。水煎服。⑤三白草根60 g，鸡肉适量。水煲服。

⑥三白草根、磨盘草根各30 g。水煎服。⑦三白草15 g，桃金娘果、薏苡仁、金刚根（菝葜科菝葜的根状茎）各30 g，山药10 g。水煎服。⑧三白草60 g。水煎服。⑨三白草根30 g，鲜鱼腥草60 g，猪瘦肉120 g。水煎，服汤食肉，饭前服。

2. 脾虚带下：三白草根、刺芋根（天南星科）各取鲜品15 g，猪脚1只。水煲服。

3. 月经过多：三白草根15 g，玫瑰花根10 g，猪瘦肉100 g。水煎服。

4. 产妇乳汁不足：三白草根30 g，猪前脚1只。水炖，服汤食肉。

5. 子宫脱垂：鲜三白草根250 g，糯米各250 g。先将三白草根加水煮烂去渣，后加入糯米浸半小时再煮成饭（可加油盐），当晚1顿吃完；或用甜酒代替糯米与三白草根煮液同煎服。连服10日为1个疗程。

6. 乳腺炎（乳痈）：①鲜三白草根适量。捣敷患处。②鲜三白草根60 g，豆腐适量。水煎服，渣捣敷患处。

土 人 参

▶来源　马齿苋科植物棱轴土人参 *Talinum triangulare*（Jacq.）Willd. 的根。

▶形态　多年生直立草本。根肉质纺锤形，表面棕褐色，内面白色。茎带肉质，嫩时三棱形，老时圆柱状，通常紫红色，光滑无毛。单叶互生或近对生；叶片带肉质，倒卵形或倒卵状长圆形，长5～7 cm，宽2.5～3.5 cm，先端微凹或钝圆，边缘全缘，两面光滑无毛。花小，淡紫红色或红色；二歧状圆锥花序生于枝顶；花序梗和花梗三棱形，通常紫红色；萼片2片，早脱落；花瓣5片；雄蕊10枚。蒴果近球形，成熟时灰褐色。种子多数，细小，黑色有光泽，表面有小突起。花、果期7～9月。

▶生境分布　生于山野阴湿地及田野、村边或栽培。全国各省（区）均有栽培或野生。

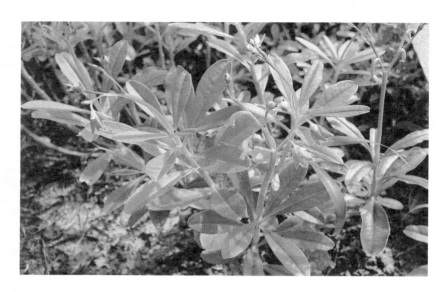

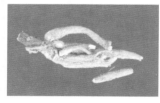

▶**采收加工** 秋季采，洗净，蒸熟晒干，最好三蒸三晒。生用可能引起泄泻。用时洗净，切片。

▶**性味功效** 微甘，平。补中益气。

▶**用量** 15～30 g。

▶**验方** 1. 月经不调：①土人参60 g，益母草15 g，猪瘦肉适量。水炖服。②土人参、益母草各60 g，紫茉莉根薯30 g。水煎服。

2. 痛经：①土人参30 g，鸡肉适量。水炖吃。②土人参30 g，香附、益母草各15 g。水煎服。

3. 产妇乳汁稀少：①土人参、生南瓜子（打碎）各15 g，二色补血草（蓝雪科或白花丹科）30 g。水煎服。②鲜土人参叶120 g，用食油炒熟，当菜常吃。

4. 气血虚弱、病后虚弱：①土人参、五指毛桃各30 g，同猪脚1只煲，米酒冲服。②土人参60 g，五指毛桃、千斤拔、藤当归、大血藤各30 g。水煎服或同鸡肉适量煲服。

土 党 参

▶**来源** 桔梗科植物金钱豹 *Campanumoea javanica* Bl. subsp. *japonica*（Makino）Hong 的根。

▶**形态** 多年生缠绕草质藤本。根粗大，肉质，长8～20 cm，直径1～3 cm，外皮黄白色，内面白色，鲜时折断有白色乳状液汁。茎无毛。茎叶鲜时折断有白色乳状液汁。单叶对生，极少互生；叶片卵形，长3～11 cm，宽2～9 cm，边缘有浅锯齿，极少全缘，两面无毛，或有时下面有疏毛。花白色或黄绿色，内面紫色，单朵生于叶腋，无毛；花萼5裂，裂片边缘全缘，宿存；花冠钟状，长仅10～13 mm，5裂；雄蕊5枚。浆果近球形，直径10～12 mm，成熟时紫红色或紫黑色。种子细小，多数。花、果期8～10月。

▶**生境分布** 生于山坡草丛、山谷较阴湿处或溪边灌木丛中、疏林下。分布于我国四川、云南、贵州、广东、广西、海南、江西、福建、湖北、湖南等省（区）；不丹、东南亚各国也有分布。

▶**采收加工** 秋、冬季采收，洗净，晒干。用时洗净，润透切薄片。

▶**性味功效** 甘，平。益气健脾，补虚润肺。

▶**用量** 10～15 g。

▶**验方** 1. 产妇乳汁不下，乳汁稀少：①土党参30 g，猪瘦肉60 g。加黄酒少许，水煎服或水炖服。②土党参、四叶参、薜荔果各30 g。水煎服。③土党参、路路通（金缕梅科）、薜荔果、麦冬各15 g，通草6 g。水煎服。

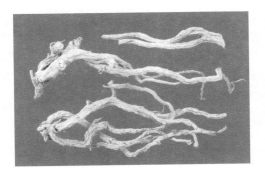

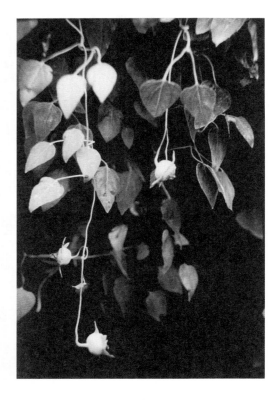

2．气虚白带：土党参、白背叶根各15 g，刺苋根30 g，海螵蛸25 g。水煎服。

3．月经不调：土党参、金樱子、鸡血藤各30 g，马鞭草15 g，砂仁10 g（另包后下），生姜3片。水煎服。

4．产后体虚：土党参30 g，猪瘦肉或鸡肉适量。水煲服。

5．子宫脱垂：①土党参30 g，金樱子根、大枣各15 g，白胡椒2.5 g。水煎，冲甜酒服。②土党参、苎麻茎各250 g，藤杜仲（夹竹桃科）120 g，大枣100 g，蜜糖适量。将上药研细粉，炼蜜为丸，每晚临睡前服3 g。如宫体脱出时间较长，局部组织已经坏死，则先用白矾15 g、铁冬青叶（冬青科）或苦楝树皮适量煎水洗涤患部，然后用茶油调血余炭粉末涂之，使局部组织软化，易于收缩，再服上药，才能巩固疗效。

6．习惯性流产：土党参、艾叶、苎麻根薯、墨旱莲各30 g，藤杜仲15 g，砂仁10 g，百草霜6 g（另包冲服）。水煎服。

7．产后流血不止，崩漏：土党参、艾叶、鸡血藤各15 g，血余炭（另包）、百草霜（另包）各10 g，甘草6 g。水煎分2次服。

大 风 艾（冰片艾、梅片艾）

▶来源　菊科植物艾纳香 *Blumea balsamifera*（L.）DC. 的全株。

▶形态　多年生直立草本或半灌木，高达3 m。全株芳香。茎皮灰褐色，有纵棱，有灰褐色绵毛，嫩枝的毛较密。单叶互生；叶片长圆状披针形或椭圆状披针形，长约10 cm，宽约4 cm，边缘有锯齿，上面密生短绢毛，下面密生白色长绢毛；叶柄每边常有2～3枚小裂片。花黄色，细小，组成头状花序，直径5～8 mm，此头状花序排成顶生或腋生圆锥花序状；总苞片条形；花托无毛；全为管状花；花冠管5裂；雄蕊5枚，花药连合。瘦果圆柱状，密生柔毛，顶端有红褐色冠毛，长4～6 mm。花、果期春季至秋季。

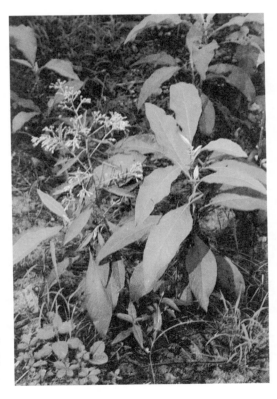

▶生境分布　生于向阳山坡、路边、林边、沟边、园边或栽培。分布于我国广东、广西、海南、福建、台湾、贵州、云南等省（区）；越南、老挝、泰国、缅甸、菲律宾、印度、巴基斯坦、马来西亚、印度尼西亚等地也有分布。

▶**采收加工** 夏、秋季采，除去杂质，切段，阴干。用时洗净，切碎。

▶**性味功效** 苦、辛，温；有小毒。调经活血，祛风通络，通窍。

▶**用量** 15～30 g。

▶**验方** 1. 月经过多：大风艾根30 g，益母草15 g。水煎服。

2. 痛经：①大风艾30 g，鸡蛋2个。用米酒适量同煲服。②大风艾根、鸡血藤、益母草各15 g，香附10 g。水煎服。③大风艾根、益母草各30 g。水煎服。

3. 产后关节痛：大风艾、火油草（菊科千头艾纳香）各等量。煎水，洗患处；或用鲜大风艾、鲜火油草各等量，共捣烂，用酒炒热后敷患处。

4. 产后风：大风艾、黄皮叶（芸香科）、香茅、五指风（马鞭草科黄荆或牡荆）各适量。煎水洗身。

大 血 藤

▶**来源** 木通科（或大血藤科）植物大血藤 *Sargentodoxa cuneata*（Oliv.）Rehd.et Wils. 的老茎及根。

▶**形态** 落叶木质藤本。根和老茎红褐色或黑褐色，断面木质部黄白色，有菊花状花纹和淡红色液汁。三出复叶互生；小叶片两面均无毛，边缘全缘，中间小叶片近菱形，长7～12 cm，宽3～7 cm，基部楔形，两侧对称；两侧小叶片较大，斜卵形，基部两侧不对称，叶柄和叶脉通常均为红褐色；叶柄长6～15 cm；小叶柄长5～10 mm。花黄色，雌雄异株；总状花序下垂生于叶腋；花萼6片，长6～12 mm；花瓣6片，极小，呈蜜腺状；雄蕊6枚；雌花心皮多数，分离。浆果有柄，近球形，聚生在球形花托上，成熟时蓝黑色。花、果期4～9月。

▶**生境分布** 生于阴湿的山谷林边、山坡疏林、沟边、路边灌丛中。分布于我国陕西、河南、江苏、浙江、安徽、江西、福建、台湾、湖北、湖南、广东、广西、海南、贵州、云南、四川等省（区）；越南、老挝等地也有分布。

▶**采收加工** 秋季采，除净杂质，趁鲜切片，晒干。用时洗净，切碎。

▶**性味功效** 苦，平。通经，补血，活血，止痛。

▶**用量** 10~15 g。

▶**禁忌** 孕妇不宜多服。

▶**验方** 1.闭经腹痛：大血藤根、茜草根、当归各10 g。水煎服。

2.经期腹痛（痛经）：大血藤、益母草、仙鹤草各15 g。水煎服。

3.血崩：大血藤、仙鹤草、白茅根各15 g。水煎服。

4.血虚闭经：大血藤15 g，益母草10 g，香附6 g。水煎，加红糖适量调服。

5.子宫寒冷不孕：大血藤（或鸡血藤）、千斤拔各30 g，巴戟天15 g。水煎服。

6.体虚白带：大血藤、五加皮各10 g，小槐花根（豆科或蝶形花科）、三七草（菊科）各12 g，阴香根（樟科）15 g。水炖，加白糖调服。

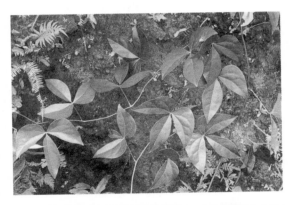

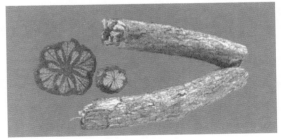

7.月经不调：大血藤、茜草、益母草各15 g。水煎服。

8.急、慢性盆

腔炎：大血藤30 g，败酱草（败酱科）、蔓茎葫芦茶（或葫芦茶）各20 g，细叶鼠曲草、蒲公英各15 g，南五味子根10 g。水煎服。

大叶桉叶（桉叶、桉树叶）

▶**来源** 桃金娘科植物桉 *Eucalyptus robusta* Smith 的叶。

▶**形态** 常绿乔木。树皮有扭转槽纹，不剥落，粗糙，深褐色，厚约2 cm，稍松软，有不规则的斜裂沟。嫩枝有棱，无毛。单叶互生；叶片卵状披针形，长8～18 cm，宽3～7 cm，边缘全缘，两面均无毛，对光可见许多透明油腺点，揉之有香气，基部两侧不对称，侧脉多而明显，边脉离边缘约1 mm。花白色；伞形花序腋生；萼管半球形，无棱，长约9 mm，宽约8 mm；花瓣与萼片均4～5片，合生成一帽状体；帽状体约与萼管等长；花开放时帽状体整个脱落；雄蕊多数，分离。蒴果卵状壶形，长1～1.5 cm，宽约1 cm，上半部略收缩，果瓣3～4片，深藏于萼管内。花、果期4～9月。

▶**生境分布** 生于阳光充足的平地、山坡、路边、村边、屋边或沼泽地。广东、广西、海南、四川、云南等省（区）有栽培。原产澳大利亚。

▶**采收加工** 全年可采，鲜用或阴干。用时洗净，切碎。

▶**性味功效** 辛、苦，平。抑菌消炎，防腐止痒，祛风镇痛。

▶**用量** 15～25 g（鲜品25～50 g）。

▶**禁忌** 内服量不宜大，以免呕吐。

▶**验方** 1. 滴虫性阴道炎：大叶桉叶、苦楝树叶、火炭母、五指风（马鞭草科黄荆或牡荆）各60 g。水煎，坐浴约半小时，每日1次，连用7日。

2. 霉菌性阴道炎：①大叶桉叶250 g，金银花30 g。水煎，坐浴，每日1～2次，连用7日。②大叶桉叶、一枝黄花各等量。水煎浓汤，熏洗患处，每日3次，连用7～10日。

3. 宫颈炎：鲜大叶桉叶100 g。水煎浓汤，冲洗阴道，每日1次，

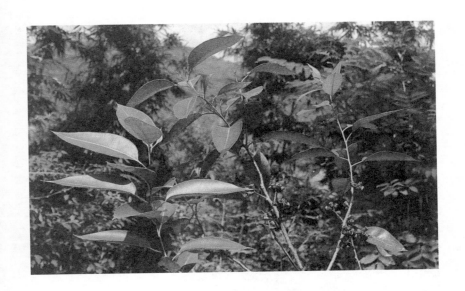

连用15～20日。另用大叶桉叶、火炭母、葫芦茶、功劳木各等量，共研细粉，喷宫颈处，每日1次，10日为1个疗程。

4. 急性乳腺炎：①大叶桉叶15 g（鲜品30 g），白英30 g。水煎服。②鲜大叶桉叶、鲜鬼画符叶各等量，生盐少许。共捣烂敷患处。

大田基黄

▶来源　报春花科植物星宿菜 *Lysimachia forunei* Maxim. 的根或带根全草。

▶形态　多年生直立草本，全株无毛。茎单一，很少分枝，稍光滑，基部紫红色，中部以上有黑色腺点，嫩茎有时稍有毛。根状茎横走，和根均为黄红色或红褐色。单叶互生；叶片披针形或长圆状披针形，长4～11 cm，宽1～2.5 cm，边缘全缘，两面均有黑褐色腺点，干后呈锈色突起的斑点；叶柄短或近于无柄。花白色；花梗长1～

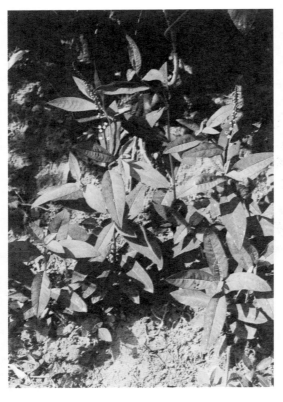

3 mm；总状花序顶生；花萼5裂达基部，裂片先端钝，膜质，边缘有腺状缘毛，背面有黑色腺点；花冠长约5 mm，5深裂，有黑色腺点；雄蕊5枚。蒴果球形，直径约2 mm。花、果期6~11月。

▶**生境分布** 生于耕地湿润处，沟边、田边。分布于我国山东、河南、浙江、江苏、江西、安徽、福建、台湾、湖北、湖南、广东、广西、海南；越南、朝鲜、日本等地也有分布。

▶**采收加工** 夏、秋季采，洗净，晒干。用时洗净，切碎。

▶**性味功效** 苦、涩，平。活血调经，消肿散瘀，镇痛。

▶**用量** 10~15 g。

▶**验方** 1. 白带，月经不调：大田基黄根30 g，水煎，对甜酒服。

2. 闭经：鲜大田基黄根30 g，茜草15 g。水煎，冲黄酒、红糖各适量服。

3. 闭经腹痛：大田基黄、鸡血藤各30 g，茜草15 g，大枣10个。水煎服。

4. 闭经，痛经：大田基黄30 g，香附10 g（炒）。酒、水煎，调红糖服。

5. 倒经：大田基黄、当归各15 g，牡丹皮20 g，泽兰12 g。水煎服。

6. 乳痈：①大田基黄根15 g，葱白7只。酒、水各半煎服。②鲜大田基黄60 g。酒、水炖服；另取鲜大田基黄、大蒜、红糖各适量，共捣烂敷患处。③大田基黄30 g加米酒20 ml炒至酒干，再加水煎汁服，药渣敷患处。④大田基黄根60 g，加入白酒500 ml浸3～5日可用，取药酒搽患处，1日2次，禁内服。

大头艾纳香

▶**来源**　菊科植物东风草 *Blumea megacephala*（Randeria.）Chang et Tseng 的全草。

▶**形态**　多年生藤状草本或藤状灌木。嫩枝有短柔毛，老枝无毛。单叶互生；叶片卵形或卵状长圆形，长7～10 cm，宽2.5～4 cm，边缘有疏的尖齿，上面粗糙，有疏毛，后脱落无毛，下面有短柔毛或近无毛。花细小，黄色；组成头状花序，花序直径1.5～2 cm，通常1～7个排成疏散圆锥状，顶生；总苞半球形；总苞片外面有毛；花托平，直径8～11 mm，有密柔毛；全为管状花；雌花2～4齿裂；雄花5齿裂；雄蕊5枚，花药连合。瘦果圆柱形，有毛，顶端有白色冠毛，冠毛长约6 mm。花、果期8～12月。

▶**生境分布**　生于山坡、路旁、沟边、灌木丛中、林边、山脚疏林下。分布于我国浙江、江西、江苏、安徽、福建、台湾、湖南、湖北、广东、广西、海南、云南、贵州、四川等省（区）；越南等地也有分布。

▶**采收加工**　夏、秋季采，除去杂质，晒干。用时洗净，切短段。

▶**性味功效**　微苦，微温。活血调经，止血止痛。

▶**用量**　15～30 g。

▶**禁忌**　孕妇忌服。

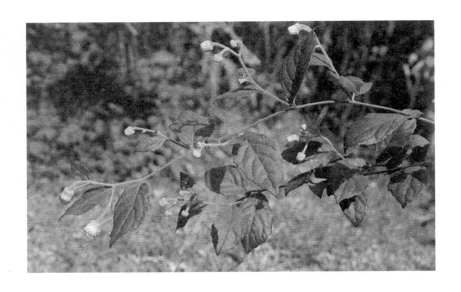

▶验方　1. 月经不调，月经量过多，痛经：①大头艾纳香30 g。水煎服。②大头艾纳香30 g，香附15 g。水煎服。③大头艾纳香、益母草各30 g，鸡血藤45 g。水煎服。④大头艾纳香30 g，益母草60 g，香附15 g。水煎服。⑤大头艾纳香30 g，延胡索、当归各10 g。水煎服。

2. 产后恶露不尽：大头艾纳香60 g，枫香树皮（老皮）、龙眼树皮、含羞草各15 g，百草霜10 g（另包，分2次冲服）。水煎分2次服。

3. 产后关节痛：大头艾纳香、大风艾、羊耳菊、半枫荷各适量。水煎洗患处，或捣烂，酒炒热敷患处。

4. 产后流血：大头艾纳香30 g（研细粉），三七（田七）粉6 g，鸡肉适量（去骨）。蒸熟食。或大头艾纳香60 g，鸡肉适量。水煲汤，冲三七粉6 g服。

山 药（淮山）

▶**来源** 薯蓣科植物薯蓣 *Dioscorea opposita* Thunb. 的块根。

▶**形态** 多年生缠绕草质藤本。块根肉质肥厚，圆柱形，垂直生长，通常长25～60 cm，直径2～7 cm，外皮土黄色，散生多数须根，断面白色带黏性。嫩茎和叶柄常带紫色，无毛。单叶，在茎下部互生，至中部以上对生，很少为3叶轮生；叶片三角状卵形或三角形，长3.5～7 cm，宽2～4.5 cm，基部戟状心形，边缘通常3浅裂，两面均无毛；叶腋常有卵形珠芽（零余子）。花小，黄绿色，雌雄异株；穗状花序腋生；雄花序直立；雌花序下垂；花被裂片6片；雄蕊6枚。蒴果三棱，有翅，翅长约15 cm，顶端及基部近圆形。种子有翅。花、果期7～10月。

▶**生境分布** 多为栽培或野生于土层较厚的向阳处。主产于河

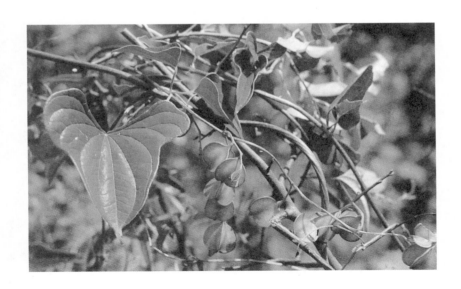

南、山西、河北、陕西等省，我国大部分省（区）均有栽培；朝鲜、日本等地也有栽培。

▶**采收加工**　冬季茎叶枯萎后采，洗净，除去外皮及须根，用硫黄熏后晒干，或直接晒干或烘烤至干。用时洗净，润透，切薄片。

▶**性味功效**　甘，平。补脾养胃，生津益肺。

▶**用量**　15～30 g。

▶**验方**　1. 体虚白带：山药30 g，炒白术、海螵蛸、车前子各10 g，炒茜草5 g。水煎服。

2. 白带，阴痒：①山药15 g，黄柏、车前子各10 g，白果6 g。水煎服。②山药30 g，三白草根20 g，黄柏10 g。水煎服。

3. 乳腺炎：鲜山药60 g，白糖15 g。共捣烂涂患处。

4. 胎动不安：炒山药120 g，杜仲100 g（盐水炒），续断60 g（酒炒）。共研细粉，糯米糊为丸，每次服10 g，米汤送服。

千 斤 拔 （土黄芪）

▶**来源**　豆科（或蝶形花科）植物千斤拔 *Flemingia philippinensis* Merr. et Rolfe 的根。

▶**形态**　铺地或斜升的小灌木。根长圆锥形，入地较深，外皮浅红褐色，粗糙。嫩枝三棱柱状，密生短柔毛，老枝近圆柱状，无毛。指状复叶互生，小叶3片；小叶片长圆形或卵状披针形，长4～7 cm，

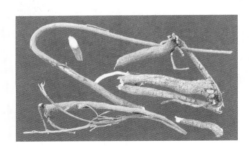

宽1.7～3 cm，两面有短柔毛，下面毛较密，叶脉在上面凹陷，在下面凸起；托叶披针形；无小托叶。花紫红色；总状花序长约25 cm，生于叶腋；花萼5裂，有毛；花冠蝶形，约与花萼等长；雄

蕊10枚，其中9枚花丝合生。荚果椭圆状膨胀，略扁，长约8 mm，宽约5 mm，有短柔毛。种子2粒，黑色。花、果期夏、秋季。

▶**生境分布** 生于空旷山坡、草地、路边、田边地头。分布于中国江西、福建、台湾、湖北、湖南、广东、广西、海南、贵州、四川、云南等省（区）；菲律宾等地也有分布。

▶**采收加工** 秋季采，除去杂质，晒干。用时洗净，切薄片。

▶**性味功效** 甘、微涩、平。健脾去湿，补肾强腰，消瘀止痛。

▶**用量** 15～30 g。

▶**禁忌** 孕妇忌服。

▶**验方** 1. 痛经：千斤拔、香附各15 g，益母草、杜仲（或夹竹桃科红杜仲）各30 g。水煎服。

2. 子宫寒冷不孕：千斤拔、鸡血藤各30 g，巴戟天15 g。水煎服。

3. 子宫下垂：千斤拔30 g，金樱子根、茅莓根各15 g，猪骨适量。水煲服。

4. 盆腔炎：千斤拔、金樱子根、功劳木各15 g，鸡血藤30 g，穿心莲10 g，两面针根6 g。水煎服。

5. 乳腺炎：①鲜千斤拔叶、鲜半边莲各

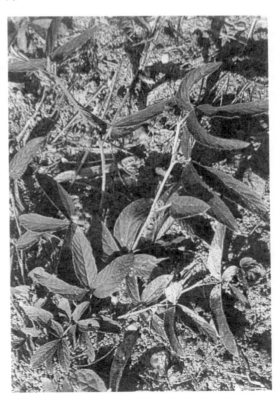

适量。捣烂敷患处。②鲜千斤拔叶适量。捣烂敷患处。

6. 白带：千斤拔30 g，猪瘦肉100 g。水炖，服汤食肉。

7. 产后血虚：千斤拔、黄花倒水莲、藤当归、土党参各15 g，猪瘦肉适量。水煲服。

川 芎

▶来源 伞形科植物川芎 *Ligusticum chuanxiong* Hort. 的根茎。

▶形态 多年生直立草本。根茎发达，形成不规则的结节状拳形团块、黄棕色，有浓烈香气。茎圆柱形，中空，下部茎节膨大成盘状。叶互生，三至四回羽状全裂，羽片4～5对，末回裂片线状披针形或长卵形，长2～5 mm，宽1～2 mm，两面无毛或仅叶脉有短柔毛；叶柄基部扩大成鞘状。花白色；复伞形花序顶生或侧生；总苞片3～6片，线形；小总苞片4～8片，线形，长3～5 mm，边缘全缘；萼齿不明显；花瓣5片；雄蕊5枚。果实扁平椭圆形，长2～3 mm，宽约1 mm。花期7～8月，果期9～10月。

▶生境分布 栽培植物。四川、贵州、云南、陕西、甘肃、宁夏、内蒙古、河北、湖北、湖南、江苏、浙江、江西、广西等省（区）有栽培。

▶采收加工 夏季当茎基部的节盘显著突出并略带紫色时采，除去泥沙及杂质，晒干。用时洗净，润透，切薄片。

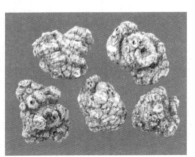

▶性味功效 辛，温。活血行气，祛风止痛。

▶用量 3～10 g。

▶禁忌 阴虚火旺之头痛，月经量过多，均不宜用。

▶验方 1. 血虚月经不调，崩

漏，经行腹痛：川芎10 g，当归、白芍、熟地黄各15 g。水煎服。

2. 产后恶露不尽，腹痛，痛经，血瘀闭经：①川芎3 g，桃仁、当归、赤芍、红花各10 g。水煎服。②川芎3 g，益母草、丹参各12 g，赤芍10 g，桃仁、红花各5 g。水煎服。

3. 闭经，产后虚热：川芎、当归、地骨皮各10 g，鳖甲30 g（另包，先煎），秦艽15 g。水煎服。

4. 月经不调：川芎6 g，生地黄、丹参、香附各12 g，当归、赤芍各9 g。水煎服。

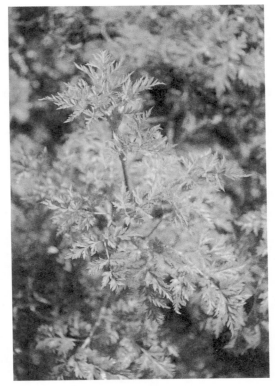

5. 月经痛、月经不调、产后腹痛：川芎6 g，益母草15 g，当归10 g。水煎服。

6. 行经不畅，腹中结块作痛：川芎、当归、白芍、熟地黄、莪术各10 g，桂枝6 g。水煎服。

女 贞 子

▶**来源** 木犀科植物女贞 *Ligustrum lucidum* Ait. 的成熟果实。

▶**形态** 常绿灌木或小乔木，高4～8 m。嫩枝无毛。单叶对生；叶片革质，卵形、长卵形或椭圆形，长6～12 cm，宽4～5 cm，边缘全缘，两面均无毛。花白色；圆锥花序顶生；花萼钟形，4齿裂，宿存；花冠基部合生成管，上端4裂，裂片反卷；雄蕊2枚，生于花冠裂片的裂口处。果实肾形或近肾形，略弯曲，长7～10 mm，宽4～6 mm，成熟时蓝黑色或深蓝黑色，表面有白粉，内含种子1～2枚。花期5～7月，果熟期冬季。

▶**生境分布** 生于山坡向阳处、山野疏林中，或平原地区常栽培于城镇作行道树、庭园绿化树、密植为绿篱等。分布于我国陕西、甘肃、河南、山东、江苏、浙江、江西、福建、台湾、湖北、湖南、广

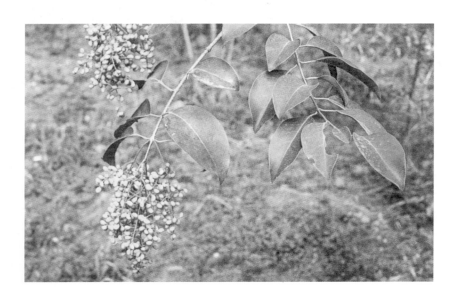

东、广西、海南、四川、贵州、云南、西藏等省（区）；印度、尼泊尔、朝鲜等地也有分布。

▶采收加工　冬季果实成熟时采，除去杂质，稍蒸或置沸水中略烫后，晒干或采后直接晒干。用时洗净，捣碎。

▶性味功效　甘、苦、凉。滋补肝肾，补益精血。

▶用量　6～12 g。

▶验方　1. 孕妇体弱腰酸、容易流产、习惯性流产（滑胎）：女贞子、桑寄生、续断、菟丝子各12 g。水煎服。

2. 先兆流产（胎动不安）：女贞子、续断各12 g，桑寄生15 g。水煎服。

3. 月经量过多：制女贞子、茜草炭、墨旱莲各10 g，侧柏叶、生地黄各15 g。水煎服。

4. 功能性子宫出血，经来量多：女贞子、墨旱莲各15 g，茜草、炒蒲黄、大蓟、小蓟各10 g。水煎服。如经血紫红黏稠或紫黑，口干心烦，大便干燥，可加入生地、白芍各15 g同煎服；如经来血色淡红，精神疲倦，可加入党参、白术各10 g同煎服。

小金樱根（小金樱、小果蔷薇根）

▶来源　蔷薇科植物小果蔷薇 *Rosa cymosa* Tratt. 的根。

▶形态　常绿藤状灌木。根粗壮。茎、枝有钩刺。单数羽状复叶互生，小叶3～7片；小叶片卵形或卵状披针形，长1～5 cm，宽0.7～2 cm，边缘有锯齿，两面均无毛；叶柄和叶轴散生钩刺；叶柄长1～2 cm；托叶条形与叶柄离生，早落。花白色，直径约2 cm；伞房花序顶生；花萼背面无刺毛，萼片5片；花瓣5片，卵形；雄蕊多数；雌蕊多数。果圆球形，直径约5 mm，外面无刺毛；成熟时红色。花期4～5月，果熟期冬季。

▶生境分布　生于向阳山坡、路边、村边、沟边灌丛中。分布于

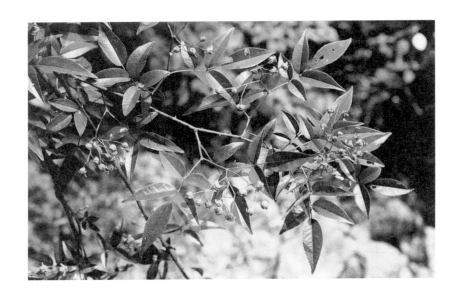

河南、江苏、浙江、江西、安徽、福建、台湾、湖北、湖南、广东、广西、海南、四川、贵州、云南等省（区）。

▶**采收加工**　秋、冬季采，洗净，趁鲜切片，晒干。用时洗净，切碎。

▶**性味功效**　苦、涩、平。收敛固脱，散瘀，止血。

▶**用量**　15～30 g。

▶**验方**　1. 子宫脱垂：①小金樱根60 g。水煎，黄酒适量冲服。②小金樱根90 g，无花果60 g，鸡肉适量。水炖，服汤食肉。③小金樱根60 g，黄芪30 g，当归10 g，猪瘦肉适量。水炖，服汤食肉。

2. 月经不正，色黑有小泡：小金樱根100 g，艾叶15 g，鸡肉或猪瘦肉适量。水炖，服汤食肉。

3. 月经量过多：小金樱根60 g，猪瘦肉100 g。水炖，服汤食肉。

马兰草（路边菊）

▶**来源**　菊科植物马兰 *Kalimeris indica*（L.）Sch.-Bip. 的全草。

▶**形态**　多年生直立草本。根淡黄色或白色。茎圆柱状，嫩时有短柔毛。单叶互生；叶片倒卵状长圆形或倒披针形，长3～6 cm，宽0.8～2 cm，边缘中部以上有锯齿或有羽状裂片，两面有疏柔毛或近无毛，上部叶较小，边缘通常全缘。花小，组成头状花序单个生于枝顶或排成伞房状；总苞半球形，直径5～10 mm，总苞片顶端及边缘有毛；边缘为舌状花，舌片浅蓝色或浅紫色；中央为管状花，黄色。瘦果倒卵状长圆形，极扁，长15～2 mm，有毛，顶端有长0.1～0.3 mm的冠毛。花、果期5～10月。

▶**生境分布**　生于路边、田边、溪边、草丛、林边湿地上。分布于我国辽宁、山东、陕西、河南、浙江、江西、江苏、安徽、福

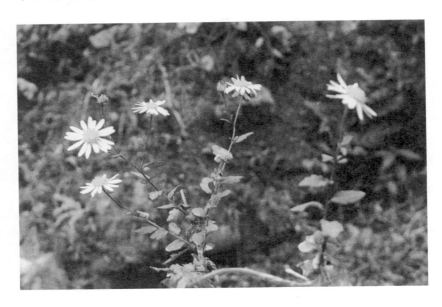

建、台湾、湖北、湖南、广东、广西、海南、贵州、四川、云南等省（区）；中南半岛以及印度、朝鲜、日本等地也有分布。

▶**采收加工** 夏、秋季采，除去杂质，晒干。用时洗净，切短段。

▶**性味功效** 苦，微辛，凉。凉血解毒，散结消肿，清热利湿。

▶**用量** 10～30 g。

▶**验方** 1. 乳痈：①鲜马兰草嫩叶适量，红糖少许。共捣烂敷患处。②马兰草120 g，水煎服；另取鲜马兰叶适量，米酒少许，共捣烂敷患处。③马兰根、海金沙根各30 g，水、酒各半煎服；另取鲜马兰叶适量和红糖少许共捣烂敷患处。

2. 产后瘀血腹痛：①马兰根60 g。水煎，米酒对服。②马兰草30 g。水煎服。或水煎加入红糖、甜酒各适量调服。

3. 妇女骨蒸痨热：马兰草30 g，猪瘦肉120 g。加水煮烂，去渣，加入鸡蛋1个（去壳），煮熟，空腹服，每日1剂，连服7日。

4. 白带：马兰草、白背叶根各30 g。水煎服。

马 齿 苋（瓜子菜）

▶**来源** 马齿苋科植物马齿苋 *Portulaca oleracea* L. 的全草。

▶**形态** 一年生肉质草本。茎卧地或斜升，无毛。单叶互生或近对生；叶片倒卵形，肥厚肉质，长1～2.5 cm，宽0.5～1.5 cm，顶端钝圆或微凹，边缘全缘，两面均无毛；叶柄极短。花黄色或淡黄色，无花柄，单朵或数朵簇生于茎顶；花萼2片，卵形；花瓣5片，倒卵状长圆形；雄蕊8～12枚。果实圆锥形，成熟时盖裂，内含多数黑色细小的种子。花期6～8月，果期7～9月。

▶**生境分布** 生于空旷湿润的田野、园边、路边、荒地等，能耐旱、耐涝。分布于全国各省（区），世界温带和热带地区也有分布。

▶**采收加工** 夏、秋季采，洗净，用开水烫过，晒干。用时洗净，切碎。

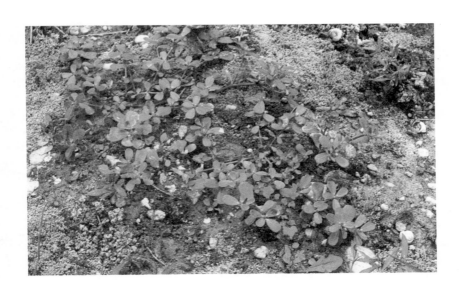

▶**性味功效** 酸，寒。清热解毒，凉血，止血，去湿。

▶**用量** 30～60 g。

▶**禁忌** 孕妇忌服。

▶**验方** 1. 产褥热：马齿苋120 g，蒲公英60 g。水煎服。

2. 白带：①鲜马齿苋捣烂绞汁60 ml。加入鸡蛋2个（去蛋黄）搅匀，开水冲服。②马齿苋30 g，瘦猪肉120 g（或鸡肉120 g）。水煮食。

3. 产妇乳头破裂（由于小儿吃乳咬破或乳汁过多流出浸润湿烂）：鲜马齿苋、鲜白花草（菊科藿香蓟）各等量。捣烂取汁涂患处。

4. 崩漏：①马齿苋60 g。水煎服。②马齿苋、墨旱莲、地榆炭各60 g。水煎服。

5. 赤白带下：①鲜马齿苋120 g，鲜狗肝菜90 g。水煎，食盐适量调服。②马齿苋60 g，甘草10 g。水煎服。

6. 乳腺炎红肿疼痛：鲜马齿苋适量，蜜糖或黄糖适量。捣烂敷患处，每日换药2次。

马 鞭 草

▶来源　马鞭草科植物马鞭草 *Verbena officinalis* L. 的全草。

▶形态　多年生直立草本。茎四棱形，棱上和节上有硬毛，近基部圆柱状。单叶对生；叶片卵形或倒卵形，长2～8 cm，宽1～5 cm，深裂或浅裂，裂片边缘有不整齐锯齿，两面均有硬毛，下面叶脉毛较多。花淡紫色或蓝色；穗状花序通常细长如鞭，生于枝顶或叶腋；花序轴无凹穴；花萼5齿裂；花冠管状，5裂；发育雄蕊4枚。果长圆形，包藏于萼内，成熟后4瓣裂。花、果期6～10月。

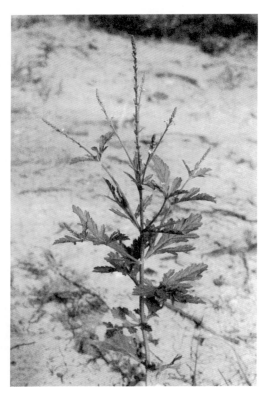

▶生境分布　生于向阳的荒坡草地、路边、溪边、村边、田边。分布于我国陕西、甘肃、新疆、山西、河南、浙江、江西、江苏、安徽、福建、广东、广西、海南、四川、贵州、云南、西藏等省（区），全世界温带至热带地区均有分布。

▶采收加工　夏、秋季花开时采，除去杂质，晒干。用时洗净，切短段。

▶性味功效　苦，微寒，有微毒。活血散瘀，凉血破血，通经。

▶用量　15～30 g。

▶**禁忌** 孕妇忌服。

▶**验方** 1. 血瘀闭经：①马鞭草30 g，红糖15 g，黄酒120 ml。水煎服。②马鞭草30 g，当归15 g，猪瘦肉适量。水煲服。③马鞭草根30 g。水煎服。④马鞭草、香附、莪术、三棱各10 g。水煎服。

2. 血滞闭经：马鞭草15 g，倒扣草（土牛膝）30 g。水煎调米酒适量服。

3. 月经不调：马鞭草15 g，鸡血藤、金樱子根、土党参各30 g，砂仁10 g，生姜3片。水煎服。

4. 月经不调，闭经：鲜马鞭草60 g，老母鸭500 g。水煲服。

5. 痛经：①马鞭草20 g。水煎，加米酒适量，饭前服。②马鞭草15 g，乌药12 g。水煎服。

6. 妊娠腹痛：马鞭草、苎麻根薯（或苎麻叶）各15 g，黑芝麻30 g（另包，捣碎冲服）。水煎服。

7. 慢性盆腔炎，亚急性盆腔炎：马鞭草、鱼腥草、一枝黄花各15 g。水煎服。

8. 乳腺炎：①鲜马鞭草茎叶60 g，生姜30 g。共捣烂取汁炖热冲黄酒适量服，药渣敷患处。②马鞭草25 g，葱头3个。甜酒、清水各半煎服，服后暖睡取微汗，药渣捣烂敷患处。

元 宝 草

▶**来源** 藤黄科（或金丝桃科）植物元宝草 *Hypericum sampsonii* Hance 的全草。

▶**形态** 多年生直立草本，全株无毛。茎圆柱形，通常略带淡红褐色。单叶对生，无柄，同一对对生叶基部相连为一体，茎贯穿其中心，两叶合计长8～10 cm，宽约2 cm，边缘全缘，下面密生黑色圆形斑点。花黄色；聚伞花序生于枝顶；萼片5片，有黑色斑点；花瓣5片；雄蕊多数，花丝基部合生成3束。蒴果卵圆形，长约8 mm，有囊状凸起的赤褐色腺体。种子细小，多数。花期6～7月，果期8～9月。

▶**生境分布**　生于田边、园边、山坡草地、旷野。分布于我国陕西、河南、浙江、江西、江苏、安徽、湖北、湖南、福建、台湾、广东、广西、海南、四川、贵州、云南等省（区）；越南、缅甸、印度、日本等地也有分布。

▶**采收加工**　夏、秋季采收，除去杂质，晒干。用时洗净，切短段。

▶**性味功效**　微苦、微辛，凉。调经通络，止血，凉血。

▶**用量**　10～15 g。

▶**禁忌**　孕妇忌服。

▶**验方**　1. 月经不调，行经腰痛：①元宝草30 g。水、酒各半煎，红糖适量调服。②元宝草、益母草各15 g，米酒1杯。水煎服。③元

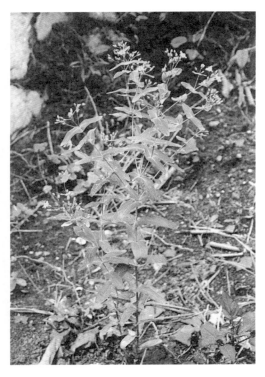

宝草30 g，猪瘦肉适量。水炖服。④元宝草30 g，金锦香根15 g，益母草10 g，猪瘦肉120 g。水炖，食肉服汤，米酒（或黄酒）为引，每日1剂，于经前7日开始服，连服5剂。⑤元宝草、金锦香根各15 g，益母草10 g。水煎服，黄酒为引，于月经前7日开始服，连服5剂。

2. 痛经：元宝草、积雪草、益母草各30 g，香附15 g，糖适量。水煎服。

3. 血滞经闭：元宝草15 g。水煎服。

4. 产妇乳汁不通：

元宝草10 g。水煎服。

5. 乳痈：鲜元宝草30 g。酒、水各半煎服；药渣捣烂或另取鲜元宝草适量捣烂敷患处。

木 槿 花

▶**来源**　锦葵科植物木槿 *Hibiscus syriacus* L. 的花。根皮（木槿皮）也入药。

▶**形态**　落叶灌木。树皮和根皮富纤维性。嫩枝有短柔毛。单叶互生；叶片菱状卵形或卵形，长3～7 cm，宽2～5 cm，上半部3裂，裂片边缘有锯齿或缺刻，下半部全缘，两面均有疏生的星状毛，后变无毛；叶柄长1～2 cm；托叶条形。花淡红色、白色或淡紫色，单朵生于叶腋；花萼5裂，有星状毛和柔毛，外有线形小苞片6～7片，长为花萼之半；花冠直径5～6 cm，花瓣5片或为重瓣；雄蕊多数，花丝合生成筒状。蒴果卵圆形，密生星状毛。种子多数，黑色，背面有长毛。花、果期7～12月。

▶**生境分布**　生于向阳的山脚、路边、沟边，或栽培于庭院，或作围篱种植。我国各省（区）均有分布，南北两半球的热带和亚热带地区也有栽培。

▶**采收加工**　花于7～10月间半开放时采，除净杂质，晒干。根皮于秋季采，晒干。用时洗净，根皮切丝。

▶**性味功效**　花：甘、淡，凉。清热，利湿，凉血。根皮：甘、苦，凉。清热，利湿，杀虫，止痒。

▶**用量**　花：6～12 g。根皮：3～10 g。

▶**附注**　民间多采集开白花者入药用于白带，这与中医认为白色入气分的药性论吻合。

▶**验方**　1. 白带过多：①木槿花30 g（或木槿皮15 g）。水煎服。②木槿花（或木槿根）、紫茉莉根各30 g。水煎服。

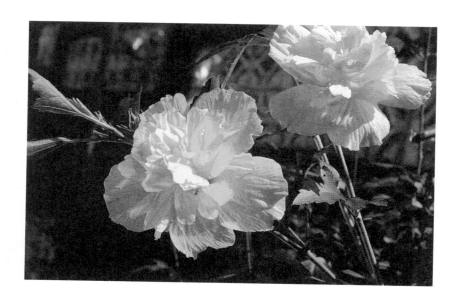

2. 湿热带下：①鲜木槿花60 g，猪瘦肉120 g。煮服。②木槿花30 g，三白草根20 g，瘦猪肉100 g。煮服。③白花木槿根30 g（鲜品60 g），猪瘦肉120 g（或老母鸡、母鸭亦可）。煮服。④木槿皮30 g，酢浆草15 g。水煎服，连服数日。⑤木槿皮20 g。水煎服。⑥木槿花30 g（或木槿根60 g）。水煎，冲黄酒少许服。伴腰痛者加紫茉莉根10 g，小槐花根（或葫芦茶）10 g；带色黄稠者加臭椿根皮15 g，带色赤者加红鸡冠花15 g，同煎服。⑦木槿花（白花）100 g，地捻60 g，三白草根30 g，猪瘦肉120 g。水炖服。⑧鲜白花木槿根250 g，鲜蕹菜根500 g，鸡肉或猪瘦肉适量。水炖服。

五 月 艾（艾叶、印度蒿）

▶ **来源** 菊科植物五月艾 *Artemisia indica* Willd. 的叶。

▶ **形态** 多年生直立草本。嫩枝叶揉烂有香气。茎初时有短柔毛，后渐脱落。一至二回羽状复叶互生，每侧裂片3～4片，裂片椭圆状披针形或线形，长1～2 cm，宽3～5 mm，边缘无齿缺或有1～2枚深或浅裂齿，上面嫩时有灰白色或淡灰黄色绒毛，后渐稀疏或近无毛，下面密生灰白色蛛丝状绒毛。花小，紫红色或淡黄色或黄绿色，组成头状花序卵形，直径2～2.5 mm；此头状花序排成圆锥状，生于枝顶；全为管状花。瘦果细小，圆柱状。花、果期8～10月。

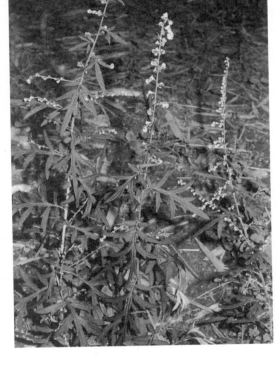

▶**生境分布**　生于路边、沟边、旷野、山坡灌丛、林边、森林草原。分布于我国辽宁、内蒙古、陕西、甘肃、山西、河北、山东、河南、浙江、江苏、江西、安徽、福建、台湾、湖北、湖南、广东、广西、海南、四川、贵州、云南、西藏等省（区）；越南、老挝、柬埔寨、印度、巴基斯坦、泰国、菲律宾、新加坡、印度尼西亚、不丹、尼泊尔、马来西亚、斯里兰卡、日本、朝鲜等地也有分布。

　　▶**采收加工**　夏季采收，除去杂质，晒干。用时洗净，切碎。

　　▶**性味功效**　苦、微辛，温。理气行血，逐寒调经，安胎止血。

　　▶**用量**　10～30 g。

▶**验方** 1. 月经量过多：①五月艾15 g。水煎，冲鸡蛋1个服，每日服2次。②五月艾30 g。炒黑，水煎服。③五月艾、金樱子根各30 g。将五月艾炒焦后与金樱子根水煎服（或加鸡蛋1个）。④五月艾（炒仙鹤草、盐肤木根各15 g。水煎服。

2. 经来腹痛（痛经），月经不调：①五月艾、益母草各15 g。水煎服。②五月艾30 g，益母草、侧柏叶各15 g，香附10 g。水煎服。

3. 经来腹痛：①五月艾、香附各15 g，陈皮、生姜各6 g。水煎，红糖适量调服。②五月艾、凤尾草各15 g，甘草6 g。水煎服。

4. 产后腹痛：五月艾30 g，益母草15 g。水煎服。

5. 虚寒带下，月经不调：五月艾、金樱子根各15 g，鸡蛋1个。先用水煎药，去渣，打入鸡蛋煮服，早晚各服1次。

6. 先兆流产：五月艾15 g，苎麻根薯60 g，鸡蛋3个（去壳整个煮）。水煎，服汤食蛋。

7. 妊娠腹痛：鲜五月艾60 g，鸡蛋2个（去壳）。煲服。

8. 白带经久不愈，身体虚弱：鲜五月艾30 g，鸡蛋2个。先水煎五月艾取汤，将鸡蛋打入汤内，煮熟吃，每日临睡前服，连服数次。

9. 子宫寒冷不孕症：五月艾、益母草各15 g，鸡蛋3个，红糖15 g。先煮熟鸡蛋去壳后再和药同煮，服汤食蛋，月经干净后，每日服1剂，共服3个月。

10. 功能性子宫出血：五月艾、仙鹤草、大叶紫珠叶（马鞭草科）各15 g，桑螵蛸10 g。水煎服或同鸡肉适量煲服。

11. 产后流血不止（气虚兼血瘀者）：五月艾、土党参、鸡血藤各15 g，血余炭、百草霜各10 g（均另包，分2次冲服），甘草6 g。水煎分2次服。

▶**附注** 干叶捣成艾绒，可作灸料。

五指毛桃（五指牛奶、土黄芪）

▶**来源** 桑科植物裂掌榕 *Ficus simplicissima* Lour. 的根。

▶**形态** 灌木。新鲜的枝、叶柄、果柄及果折断时有白色乳状液汁。根粗壮，外表淡黄白色或土黄色，有香气，纤维发达。枝中空，节处有托叶脱落后留下的环状痕迹；嫩枝有微柔毛。单叶互生；叶片通常掌状3～5深裂，裂片狭长圆形，长8～25 cm，宽15～3 cm，边缘全缘，两面略粗糙，有微柔毛；托叶早落。花细小，生于球形花序托内（群众通称果实），直径约8 mm，无毛或有微柔毛，单个或2个生于叶腋。聚花果球形，成熟时黄红色、紫红色或紫黑色，直径1～15 cm，味甜可食；总果梗长1～3 mm。花、果期4～12月。

▶**生境分布** 生于山谷、山坡阴湿处、灌木丛中、路边疏林中。分布于我国湖南、广东、广西、海南、贵州、云南等省（区）；越南、柬埔寨等地也有分布。

▶**采收加工** 秋、冬季采收，洗净，趁鲜切片，晒干。用时洗净，切碎。

▶**性味功效** 微辛、甘，平。益气健脾，通乳，止痛。

▶**用量** 15～30 g。

▶**验方** 1. 产后脾虚气弱：五指毛桃、黄花倒水莲各15 g，五加皮、琴叶榕根各12 g，鸡肉适量。水煲服。

2. 产后乳汁不足：五指毛桃60 g，地锦草（大戟科）30 g，白茅根15 g，猪脚1只，红糖、黄酒各少许。水炖，服汤食肉。

3. 产后缺乳汁：五指毛桃60 g，猪脚1只。水炖服。

4. 白带：①五指毛桃100 g。水煎取药液2碗，加糯米100 g，煮粥食，连服5日。②五指毛桃30 g，仙茅10 g，猪瘦肉适量。水煲服。③五指毛桃30 g，白鹤藤根60 g。水煎服。④五指毛桃、千斤拔、白背叶根各30 g。水煎服。

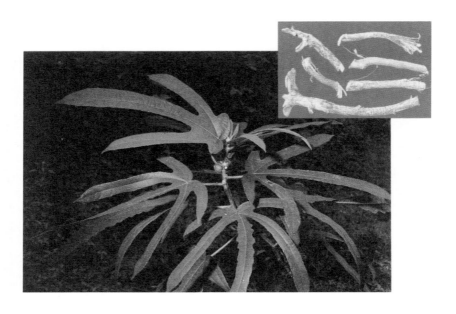

5. 体虚白带：五指毛桃、千斤拔、牛大力（豆科或蝶形花科美丽崖豆藤）各10 g，白背叶根30 g，红杜仲15 g。水煎服或与猪脚1只煲服，吃肉喝汤。

6. 附件炎：五指毛桃30 g，鸡血藤、当归、苦玄参（玄参科）各15 g。水煎服。

7. 乳疮：五指毛桃、千斤拔各30 g，鸡血藤、岗梅（冬青科）各15 g，金银花6 g，柑橘叶20 g。水煎服。

毛排钱草根

▶**来源**　豆科（或蝶形花科）植物毛排钱树 *Phyllodium elegans*（Lour.）Desv. 的根。

▶**形态**　灌木，高1～1.5 m。茎和枝均密生黄色绒毛。根粗壮。

羽状复叶互生，小叶3片；顶生小叶片较大，卵形、椭圆形或倒卵形，长7～10 cm，宽3～5 cm，侧生小叶较少，斜卵形，边缘浅波状，两面均密生绒毛，下面毛最密；叶柄密生黄色绒毛；托叶宽三角形；小托叶钻状。花白色或淡绿色，通常4～9朵组成伞房花序生于叶状苞片内，叶状苞片排成总状圆锥花序，顶生或侧生；叶状苞片宽椭圆形，长1.5～3.5 cm，宽1～2.5 cm，密生绒毛，先端凹入，基部偏斜；花萼5裂；花冠蝶形；雄蕊10

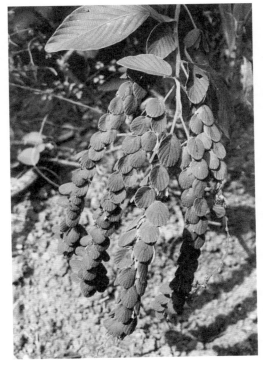

枚，花丝合生成单体。荚果通常有3～4个荚节，边缘波状，密生银灰色绒毛。花期7～8月，果期10～11月。

▶生境分布　生于山坡、山脚、平地、荒地、林边灌丛、疏林中。分布于我国福建、广东、广西、海南、云南等省（区）；柬埔寨、老挝、越南、印度尼西亚等地也有分布。

▶采收加工　秋、冬季采收，洗净，切片晒干。用时洗净，切碎。

▶性味功效　苦、涩，凉。有小毒。活血散瘀，收敛止血，消肿止痛。

▶用量　15～30 g。

▶禁忌　孕妇忌服。

▶验方　1. 血崩：毛排钱草根30 g（炒炭）。水煎服。

2. 月经不调，闭经：毛排钱草根60 g，老母鸡1只，米酒少许。水炖，饭前服。

3. 白带：毛排钱草根、白背叶根、羊耳菊根各30 g，公鸡1只（去毛及内脏）。水煲，食肉服汤。

4. 子宫脱垂：毛排钱草根30 g，鸡肉适量或猪蹄适量。水炖，服汤食肉。

月季花根

▶**来源**　蔷薇科植物月季花 *Rosa chinensis* Jacq. 的根。花（月季花）也入药。

▶**形态**　常绿灌木。茎圆柱状，无毛，有疏生钩刺或有时近无刺；嫩枝近无毛。根粗壮。单数羽状复叶互生，小叶3～5片；小叶片宽卵形或卵状长圆形，长2.5～6 cm，宽1～3 cm，边缘有锯齿，两面近无毛；叶轴有钩刺和腺毛；托叶大部贴生于叶柄，仅顶端分离部分成耳状，边缘常有腺毛。花红色、粉红色、少数白色，直径4～5 cm，单朵或数朵生于枝顶；萼片5片，边缘羽状分裂，外面无行，内面有柔毛；花瓣5片或重瓣；雄蕊和雌蕊均多数。果卵球形，成熟时红色，长1～2 cm，外面光滑，内有多数具长毛的瘦果。花、果期4～11月。

▶**生境分布**　生于村边、路边或栽培于庭院。全国各地均有栽培。

▶**采收加工**　根秋季采收，洗净，趁鲜切片，晒干。花于夏、秋季微开时采收，阴干或低温烘干。用时洗净，根切碎。

▶**性味功效**　根：苦、涩、平。活血调经，涩精止带。花：甘、温。活血调经，祛瘀，消肿。

▶**用量**　根：15～30 g。花：5～10 g。

▶**验方**　1. 月经不调：①月季花根30 g，鸡蛋2个。水煲服。②月季花30 g。水煎服。③月季花、石韦各15 g，狗脊6 g。水煎服。④月季花根30 g。加酒炖服。

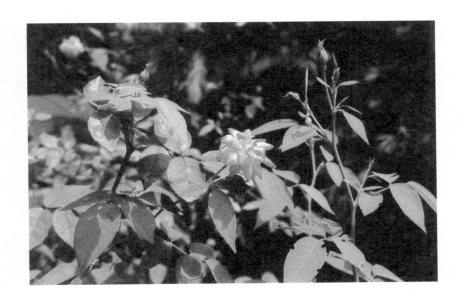

2. 白带：月季花根30 g。水煎服。

3. 痛经：①月季花根、大蓟根各30 g。甜酒煎服。②月季花根、鸡冠花各30 g，益母草10 g。煎水去渣，加鸡蛋（去壳）2个炖食。

4. 月经量过多：①月季花根30 g。煎水去渣，加入鸡蛋1～2个煮食。②月季花、地榆各10 g，鸡蛋1～2个。煲服。

5. 月经不调，痛经：①月季花、益母草各10 g。水煎服。②月季花10 g，当归30 g，益母草15 g。水煎服。③月季花10 g，益母草、丹参各15 g。水煎服。

6. 赤白带下：月季花根15 g。水煎服。

7. 闭经：①鲜月季花、鲜大红花根（锦葵科朱槿）各30 g，香附10 g。水煎服。②月季花、益母草各15 g。水煎，加黄酒适量温服。

丹　参

▶**来源**　唇形科植物丹参 *Salvia miltiorrhiza* Bunge 的根及根茎。

▶**形态**　多年生直立草本。根细长圆柱形，表面朱红色或棕红色，断面肉白色，渐变粉红色。茎四方形，密生长柔毛及腺毛。单数羽状复叶对生，小叶3～5片，卵形或椭圆状卵形，两面均有柔毛，边缘有锯齿。花紫蓝色，轮生，组成顶生或腋生总状花序，密生腺毛及长柔毛；花萼钟状；花冠唇形，长2～2.7 cm，花冠筒向上弯曲，内有毛环，上唇长达2 cm；能育雄蕊2枚。果由4个小竖果组成。花期5～8月，果期7～10月。

▶**生境分布**　生于向阳山坡、草丛、路边、沟边、林边或栽培。中国大部分省（区）有分布，日本也有分布。

▶**采收加工**　秋季采收，除去杂质，晒干或趁鲜切片晒干。用时洗净，切碎。

▶**性味功效**　苦，微寒。活血祛瘀，调经止痛。

▶**用量**　10～15 g。

▶**禁忌**　不宜与藜芦同用。

▶**验方**　1. 月经不调：①丹参、益母草各30 g。水煎服。②丹参30 g，墨鱼1只（重约60 g）连骨。水煎服。③丹参30 g，当归10 g。水煎服。④丹参500 g。研细粉，每晚临睡前黄酒送服10 g。

2. 产妇乳汁不足：丹参60 g。水煎浓汁去渣，冲鸡蛋服。

3. 急性乳腺炎：①丹参30 g。水、酒同煎服，药渣捣敷患处。②丹参、赤芍、白芷，按5：4：3用量，共研末，同猪油、黄蜡熬炼成膏，涂患处。③丹参、金银花、犁头草各15 g，连翘10 g。水煎服。

4. 月经不调，痛经：①丹参15 g。研末，酒送服。②丹参、当归、香附各10 g，红花5 g，川芎3 g。水煎服。

5. 经闭血瘀腹痛：①丹参15 g，香附、延胡索各10 g。水煎服。

②丹参、制香附、赤芍各
15 g，桃仁10 g，牡丹皮
6 g。水煎服。③丹参、益
母草、赤芍各10 g，瞿麦
15 g。水煎服。

6．经行后期，行经
腹痛：丹参15 g，吴茱萸
（茶辣）10 g。水煎服。

7．产后恶露不下：
①丹参研细粉，每次服
6 g，每日服2次，温酒送
服。②丹参、香附各12 g，
当归10 g，红花6 g，川芎
3 g。水煎服。

8．月经不调，经期腹
痛，失眠：①丹参、六月
雪根（茜草科的六月雪）
各15 g。水煎服。②丹参
研细粉，每次服6 g，每日服2次，开水送服。

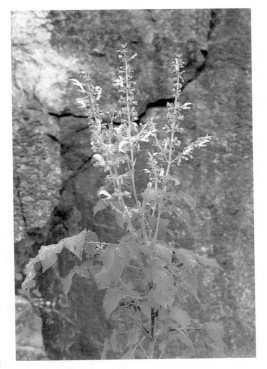

乌 药（天台乌药、台乌）

▶**来源** 樟科植物乌药 *Lindera aggregata* Sims. Kosterm. 的块根。

▶**形态** 灌木或小乔木。块根肥大，呈纺锤状或结节状膨胀，一
般长3～8 cm，直径1～25 cm，外皮淡紫红色或棕黄色至棕黑色，内
部白色，有香气和刺激性清凉感。嫩枝密生淡黄色或金黄色柔毛。单
叶互生，卵形或宽椭圆形，先端尾状渐尖，基出脉3条，下面密生淡黄
色或金黄色柔毛，老叶毛脱落成稀疏黑毛或残存黑毛片或全部脱落成

无毛。花雌雄异株，黄绿色；腋生伞形花序；花被片6片；发育雄蕊9枚。果近球形，成熟时黑色。花期3～4月，果期5～11月。

▶**生境分布** 生于向阳山坡疏林或灌丛中。分布于我国浙江、江西、安徽、湖南、福建、台湾、广东、广西、海南；越南、菲律宾也有分布。

▶**采收加工** 冬季采收，除去细根，趁鲜切片，晒干。用时洗净，切碎。

▶**性味功效** 辛，温。顺气止痛，温肾散寒。

▶**用量** 3～10 g。

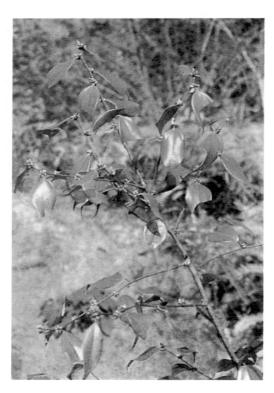

▶**验方** 1. 痛经：①乌药、当归、炒白芍、炒延胡索各10 g。水煎服。②乌药12 g，马鞭草15 g。水煎服。③乌药、栀子、石菖蒲、七星剑（唇形科的石香薷）各15 g。糖水煎服。④乌药、香附、赤芍各10 g，当归12 g，延胡索6 g。水煎服。

2. 产后恶露不净，腹痛，痛经：乌药6 g，凤尾草30 g，黑老虎根15 g。水煎服。

3. 孕妇水肿，胸腹胀痛：乌药6 g，马兜铃藤（天仙藤）10 g，紫苏5 g。水煎服。

凤仙花（指甲花）

▶**来源** 凤仙花科植物凤仙花 *Impatiens balsamina* L. 的成熟种子（急性子）、花（凤仙花）、根（凤仙花根）、伞草（凤仙花全草）。

▶**形态** 一年生直立草本。茎近肉质，光滑无毛。单叶互生；叶片披针形，长4～10 cm，宽1～3 cm，先端尖，基部狭，边缘有锯齿，两面均无毛；叶柄长1～3 cm，基部两侧常有数个腺体。花红色、粉红色、紫红色、白色或杂色，单朵或数朵生于叶腋；花萼3片，中间1片呈囊状突出；花瓣5片或重瓣；雄蕊5枚，花丝上部连合，花药连合。果实椭圆形或纺锤形，密生柔毛，成熟时开裂，将种子弹出。种子卵圆形，长2～3 mm，宽15～25 mm，表面棕褐色，有稀疏的小点。花期6～8月，果期7～9月。

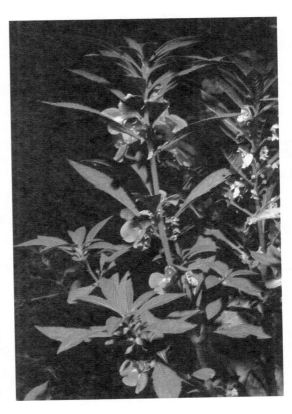

▶**生境分布** 栽培植物。全国各省（区）均有栽培。

▶**采收加工** 种

子于果实将成熟未开裂前采,除去果皮及杂质,晒干。花于6～7月采,晒干。根于秋季采,洗净,晒干。全草于夏、秋季采,除去杂质,晒干。用时洗净,根及全草切碎;种子捣碎。

▶**性味功效**　种子:微苦、辛,温,有小毒。破血软坚,消积。花:甘、微苦,温。祛风,活血,消肿,止痛。根:甘,平。活血,通经,软坚,消肿。全草:苦、辛,温。有小毒。去瘀活血,通经,软坚,解毒。

▶**用量**　种子、花:3～5 g。根:3～10 g。全草:10～15 g。

▶**禁忌**　孕妇、忌服忌用。

▶**验方**　1. 闭经:①凤仙花全草15 g,猪骨适量。水煲服。②凤仙花全草10 g,李果根30 g,桃仁、朱砂根、大红花根(锦葵科朱槿)各15 g。水煎服。③急性子6 g。水煎服。

2. 闭经腹痛,产后瘀血未尽:凤仙花6 g。水煎服。

3. 乳疮:鲜凤仙花全草适量。捣烂敷患处。

4. 白带:凤仙花15 g(或凤仙花根30 g),墨鱼30 g。水煎服。

5. 赤白带下:凤仙花250 g,黄酒500 ml。用黄酒浸泡取汁,每日服3次,每次服1酒杯。白带用开红花的凤仙花,赤带用开白花的凤仙花。

火 炭 母 (火炭藤、火炭母草)

▶**来源**　蓼科植物火炭母 *Polygonum chinense* L. 的全草。

▶**形态**　多年生蔓性草本。茎圆柱状,无毛或有疏毛或腺毛,茎节略膨大,着地者节处生根。单叶互生;叶片卵形或卵状长圆形,长4～9 cm,宽2～5 cm,边缘全缘或有极微小的齿,两面有乳突状细点,下面主脉有毛,下面常有"人"字形紫黑色斑块;托叶鞘状,膜质,无毛。花小,白色或淡红色,总状花序缩短呈头状,再排成伞房花序或圆锥花序,花序轴和分枝有腺毛;花被5裂;结果时稍增大;雄蕊8枚；花柱3枚。瘦果幼时三角形，成熟时球形，包藏于富含汁液、白色透明或稍带蓝色而且略为增大的宿存花被内。花期9～10月，果期11～12月。

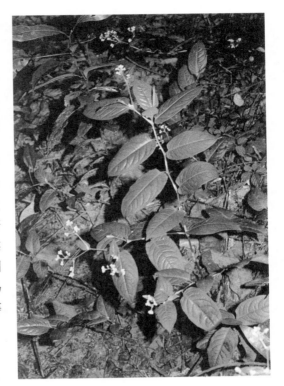

▶生境分布 生于沟边、荒野、村边等湿地中。分布于我国江西、福建、台湾、浙江、广东、广西、海南、四川、云南、贵州等省（区）；印度、马来西亚、朝鲜、日本等地也有分布。

▶采收加工 夏、秋季采收，除去杂质，切段晒干。用时洗净，切碎。

▶性味功效 微酸、微涩，凉。清湿热，消肿毒，凉血止痒。

▶用量 15～30 g。

▶验方 1. 滴虫性阴道炎：火炭母、苦楝树叶、大叶桉叶、黄荆（马鞭草科）叶各50 g。煎水，坐浴20～30分钟，每日1次，3～7日为1个疗程。

2. 霉菌性阴道炎：火炭母100 g。煎水坐浴；另用火炭母研细粉喷入阴道内，每日1次，3～5日为1疗程。

3. 赤白带：鲜火炭母100 g，鸡冠花30 g。水煎，饭前服。

4. 宫颈癌引起的白带增多：火炭母120 g，茅莓根60 g，白背叶根

30 g，蛇床子15 g。水煎服。

5. 乳痈：①鲜火炭母根30 g。水煎调酒服；另取鲜火炭母适量，加生盐少许捣烂敷患处。②火炭母、夜香牛（菊科）各30 g。水煎服；另取鲜品各适量捣烂敷患处。

艾 叶（艾蒿、祁艾）

▶**来源** 菊科植物艾 *Artemisia argyi* Lévl. et Vant. 的叶。

▶**形态** 多年生直立草本。嫩茎密生灰白色绵毛。叶互生，揉烂有香气，茎下部叶开花时枯萎，茎中部叶一回羽状半裂，裂口仅及叶缘至叶轴的一半，每侧裂片2～3枚，裂片卵形或披针形，边缘有缺刻状锯齿，上面有短柔毛，有腺点或小凹点，下面密生灰白色绵毛，叶干后下面锈色，茎上部叶渐小，3裂或全缘。头状花序直径约3 mm，再组成圆锥花序；花小，全部为管状花，花冠紫红色。果实细小，长圆形，无冠毛。花、果期7～10月。

▶**生境分布** 生于荒地、路边、河边、山坡草地、森林草原及草原等。分布几乎遍布我国；蒙古、朝鲜、日本、俄罗斯远东地区也有分布。

▶**采收加工** 夏季花未开放前采收，晒干或阴干。用时洗净，切碎。

▶**性味功效** 辛、苦，温。散寒止痛，温经止血，安胎。

▶**用量** 3～10 g。

▶**禁忌** 阴虚血热者忌服。

▶**验方** 1. 月经过多，妊娠下血，产后出血腹痛：艾叶、当归、地黄、白芍各10 g，川芎3 g。水煎服。

2. 胎动不安（先兆流产）：①艾叶、紫苏各10 g。水煎服。②艾叶15 g，苎麻根30 g，鸡蛋3个。水煎，食蛋服汤。③艾叶6 g，阿胶10 g（另包冲服）。水煎服。④艾叶炭6 g，桑寄生、菟丝子各15 g，当归10 g。水煎服。

3. 虚寒带下，月经过多：①艾叶30 g，炒黑。水煎服。②艾叶（炒黑）、金樱子根各30 g，鸡蛋1个。先用水煎药，去渣，打入鸡蛋煮服。

4. 白带经久不愈，身体虚弱：鲜艾叶30 g，鸡蛋2个。先煎艾叶取汤，将鸡蛋打入汤内煮熟吃，每晚临睡前服，连服数次。

5. 痛经：①艾叶10 g，红糖少许。水煎服。②艾叶、香附、干姜各6 g。水煎服。③艾叶6 g，香附、丹参各10 g。水煎服。④艾叶、凤尾草各15 g，甘草6 g。水煎服。

6. 子宫寒冷不孕症：艾叶15 g（揉烂），鲜益母草30 g，红糖15 g，鸡蛋3个。先煮熟鸡蛋去壳再和药同煮，服汤食蛋，于月经干净后1天服，每月服1次，共服3次。

7. 功能性子宫出血：①艾叶炭60 g，荆芥炭30 g。共研细粉，每次服6 g，每日服2次，米汤调服。②艾叶炒炭研细粉，每次服6 g，每日服2次，米汤送服。③艾叶、仙鹤草各15 g。水煎服。④艾叶15 g，侧柏叶炭10 g。水煎服。

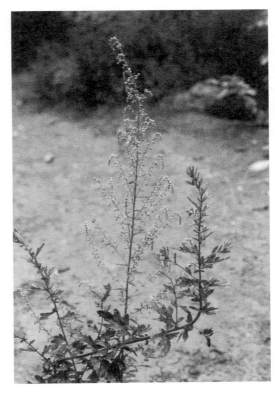

8. 虚寒性月经不调，腹痛：艾叶、香附各10 g，当归15 g。水煎服。

9. 功能性子宫出血，腹痛：①艾叶炭

6 g，香附、白芍各12 g，当归、延胡索各10 g。水煎服。②艾叶炭10 g，翻白草15 g，阿胶10 g（另包，溶化冲服）。水煎服。

10. 腹中寒痛，月经不调：艾叶、香附、吴茱萸、当归、白芍各10 g。水煎服。

11. 月经不调，经水过多：艾叶、薜荔藤各10 g，紫金牛12 g，藕节6 g。水煎，红糖、米酒为引。

12. 习惯性流产：艾叶、苎麻根各30 g，桑叶15 g，砂仁6 g。水煎服。

13. 产后腹痛：艾叶15 g。水煎服。

14. 产后子宫复旧不全：艾叶、墨旱莲、东风桔根各10 g，侧柏叶6 g。水煎服。

15. 妊娠胎漏，下血不止：艾叶、当归、姜黄、黄芪各30 g，共微炒，鹿角胶15 g（打碎炒黄）。上药共研细粉，每次服10 g，每日服3次，用生姜3片、大枣3枚煎水，饭前服。

16. 气滞痛经，乳房胀痛：艾叶、当归、香附各15 g。水煎服。

龙 眼 肉（桂圆肉、元肉）

▶来源 无患子科植物龙眼 *Dimocarpus longan* Lour. 的成熟果实的假种皮（果肉）。此外，龙眼根、龙眼树皮、龙眼果（成熟果实）也入药。

▶形态 常绿乔木。树皮暗灰褐色，粗糙，成小片脱落。根粗壮。嫩枝有短柔毛。双数羽状复叶互生，小叶2~5对；小叶片长椭圆形，长3~15 cm，宽2~4 cm，基部略偏斜，边缘全缘，两面均无毛，下面粉绿色。花小，黄白色；圆锥花序生于枝顶或叶腋，有锈色星状毛；花萼5裂；花瓣5片；雄蕊通常8枚。核果球形，直径1.5~2.5 cm。成熟时外果皮黄褐色，略有细瘤状突起，内有白色半透明肉质味甜的假种皮（通称果肉、龙眼肉）。种子1粒，球形，黑褐色，光滑。3~4

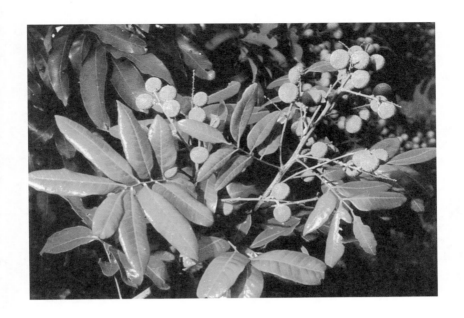

月开花，7～8月果实成熟。

▶**生境分布** 栽培植物，我国广西、广东、海南、福建、台湾等省（区）有栽培；印度支那等地也有栽培。

▶**采收加工** 果肉（龙眼肉），于7～8月采摘成熟果实，用开水烫3～5分钟，捞起晒干或用微火烤干，剥取假种皮（果肉），晒至干爽不黏。根，秋、冬季采收，洗净，刮去外面粗皮，趁鲜切片，晒干。树皮，夏季采收，刮去外面粗皮，趁鲜切片，晒干。果实，7～8月成熟时采收，开水烫3～5分钟后捞起晒干或用微火烤干。

▶**性味功效** 龙眼肉、龙眼果：甘，温。补益心脾，养血安神。龙眼根、龙眼树皮：苦，平。清热除湿。

▶**用量** 龙眼肉、龙眼果：10～15 g。龙眼根、龙眼树皮：15～25 g。

▶**验方** 1. 产后浮肿：龙眼肉、大枣各10～30 g，生姜5片。水煎服。

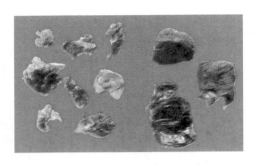

2. 崩漏：①龙眼肉30～60 g，大枣15 g。水煎服。②龙眼果30～60 g，大枣15 g。水煎服。

3. 妇女体虚失眠，心悸头晕：龙眼肉10～15 g。水煎服。

4. 妇女气血两虚，心悸失眠：龙眼肉、制何首乌各15 g。水煎浓汁服，临睡时服1次。

5. 产妇临盆，气血不足：龙眼肉30 g，白糖3 g，体素多火者，再加入西洋参3 g，放入筒式瓷碗内，碗口盖密，日日于饭上蒸之，蒸至多次，每以开水冲服1匙。

6. 白带：龙眼根二重皮30 g。水煎服。

7. 胞衣不下（胎衣不下）：龙眼根30 g。煎水1碗，朱砂少许，冲服。

8. 产后恶露不尽：龙眼树皮、枫香树皮（金缕梅科）、含羞草各15 g，东风草（菊科）60 g，百草霜10 g（另包，分2次冲服）。水煎分2次服。

9. 妊娠恶阻（属脾虚肝旺者）：龙眼果5枚（不去壳，不去核），洗净黄泥（挖地1 m深取）适量。用水适量将黄泥捣黏，用此黄泥包裹龙眼果成丸，裹泥厚5～10 mm，用武火煅红，待冷，连泥和龙眼果炭共捣碎，用开水泡（焗）服。

10. 妇女贫血：龙眼肉、柏子仁、桑寄生各12 g，山药15 g，麦冬10 g。水煎服。

四 叶 参（奶参、山海螺）

▶来源　桔梗科植物羊乳 *Codonopsis lanceolata*（Sieb. et Zucc.）Trautv. 的根。

▶**形态**　多年生缠绕草本。根、茎、叶折断有白色汁液。根肥厚呈纺锤形，长10～20 cm，直径1～6 cm，外形似参。茎无毛，常带紫色。单叶，在主茎上的互生，在分枝顶端的3～4片轮生；叶片披针形或菱状狭卵形，边缘全缘或有波状锯齿，下面灰绿色，沿边缘有短刚毛。花外面黄绿色或乳白色，内有紫褐色斑点，单朵生于分枝顶端或叶腋，花梗长1～9 cm；萼筒半球形，顶端5裂；花冠钟状，直径2～3.5 cm，长2～4 cm，顶端5裂；雄蕊5枚。蒴果扁球形，直径2～2.5 cm，顶端有宿存萼片。种子多数，有膜质翅。花、果期8～11月。

▶**生境分布**　生于山坡、疏林灌丛中，路边，竹木林下较阴湿草丛。分布于我国东北、华北、华东、华中、华南各省（区）及四川；日本、朝鲜、俄罗斯远东地区也有分布。

▶**采收加工**　秋季采收，洗净，晒干，粗大的趁鲜纵切晒干。用时洗净，浸润切薄片。

▶**性味功效**　甘，平。补气生津，健脾下乳，消肿排脓。

▶**用量**　15～30 g。

▶**验方**　1. 产妇乳汁不足：①四叶参60 g，猪脚1只。水炖，服

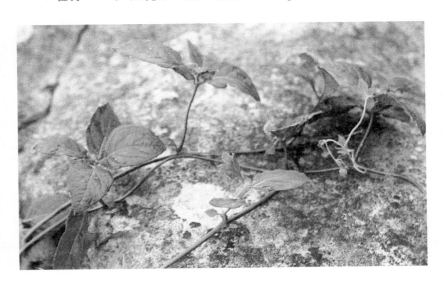

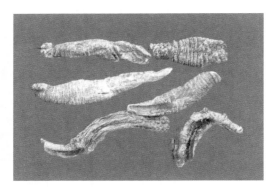

汤食肉，连服1～2剂。
②四叶参、广王不留行
（薜荔果破开）各30 g，
米酒少许，煎服；或加
入猪脚1只，炖服。气血
较虚者加黄芪30 g，当归
15 g同炖服。③四叶参、
土党参、广王不留行各
30 g。水煎服。

2. 白带：①鲜四叶参60 g（干品30 g），墨鱼1只。煮服。②鲜四叶参60 g，三白草根30 g，猪瘦肉60 g。煮服。

3. 产妇乳汁不通：鲜四叶参、红枣各60 g，雄猪脚2只。炖服。

4. 脾虚带下，月经量过多：四叶参60 g，鸡冠花30 g。水煎服。

5. 乳痈（乳腺炎）：①四叶参、蒲公英各15 g。水煎服。②鲜四叶参120 g。水煎服，连服3～7日。③鲜四叶参150 g，捣烂取汁，加米酒少许调服，渣敷患处。

仙　茅（独脚仙茅）

▶**来源**　石蒜科（或仙茅科）植物仙茅 *Curculigo orchioides* Gaertn. 的根状茎。

▶**形态**　多年生直立草本，高10～30 cm。根状茎圆柱状，肉质，长7～10 cm，直径4～8 mm，向下直生，有环状节，表面暗褐色；根细长，肉质。地上茎不明显。叶基生，通常3～6片；叶片披针形，长10～20 cm，宽0.5～2 cm，先端尖，基部狭，边缘全缘，两面均有散生长柔毛。花黄色，杂性；头状花序密集；花茎短，隐藏于叶鞘内，腋生；花被筒细长，有长柔毛，长约2 cm，6裂；雄蕊6枚。蒴果长圆形，稍肉质，长约1 cm，有长柔毛，先端有喙。种子近球形，黑色，

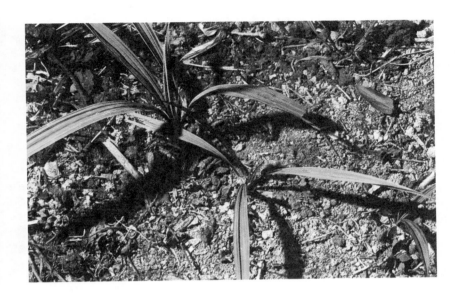

有细沟纹，有喙。花、果期6～9月。

▶**生境分布**　生于旷野、山坡、草地、荒地、草丛中、平原荒草地向阳处或混生于山坡茅草丛中。分布于我国浙江、江苏、江西、安徽、福建、台湾、湖北、湖南、广东、广西、海南、四川、贵州、云南等省（区）；东南亚及日本等地也有分布。

▶**采收加工**　秋、冬季采收，除去根头，洗净，晒干。用时洗净，切碎。

▶**性味功效**　辛，热。有毒。温肾阳，补虚劳，祛寒湿。

▶**用量**　3～10 g。

▶**禁忌**　阴虚火旺者忌服。

▶**验方**　1. 肾虚白带：①仙茅6 g，徐长卿10 g，猪肾2只。水炖，喝汤吃猪肾。②鲜仙茅60 g，鲜琴叶榕根30 g，猪瘦肉适量。水煲，服汤食肉。③仙茅15 g。水煎服。

2. 产后虚咳：①仙茅30 g。水煎服。②仙茅30 g，猪肺150 g。水煲，服汤食猪肺。

3. 产后无力：仙茅15 g，当归藤、土人参各30 g，香附10 g，猪瘦肉适量。水煲，服汤食肉。

4. 产后贫血：仙茅、黄精、土人参、红杜仲、九里香根各6 g，五加皮3 g，猪瘦肉或鸡肉适量。水煲，服汤食肉，连服3日。

仙 鹤 草

▶**来源** 蔷薇科植物龙芽草 *Agrimonia pilosa* Ledeb. 的全草。

▶**形态** 多年生直立草本。茎有短柔毛和长柔毛。单数羽状复叶互生，小叶通常3～4对；小叶片倒卵形或倒卵状披针形，长1.5～5 cm，宽1～2.5 cm，边缘有锯齿，两面均有毛，下面有多数黄色小腺点，小叶间杂有小型裂片和小叶片呈大小相间排列；托叶近卵形，边缘有锯齿。花黄色；总状花序细长，顶生兼腋生；萼片5片；花瓣5片；雄蕊5～15枚。瘦果小，有毛，包于宿存萼筒内，外面密生钩状刺毛。花、果期8～10月。

▶**生境分布** 生于山坡、草地、溪边、林边、路边。我国各省（区）有分布；越南、朝鲜、日本、蒙古、俄罗斯及欧洲中部也有分布。

▶**采收加工** 夏、秋季采收，除去杂质，晒干。用时洗净，切短段。

▶**性味功效** 苦、涩，平。收敛止血，凉血。消炎。

▶**用量** 10～30 g。

▶**验方** 1. 胎漏（妊娠下血）：①仙鹤草30 g（鲜仙鹤草60 g）。水煎服。②仙鹤草15 g，青壳鸭蛋1个。连壳煲，去壳，与汤同吃。

2. 漏经：仙鹤草15 g，荔枝核30 g，锦鸡儿根（豆科或蝶形花科）10 g。水煎服。

3. 崩漏（功能性子宫出血）：①仙鹤草、金樱根各30 g，百草霜（烧草木的锅底灰）6 g。水煎服。②仙鹤草120 g。水煎服。③仙鹤草、墨旱莲各30 g，槟榔炭、血余炭各3 g。将前2味药水煎后冲后2味炭末1次服，连服2～3日。④鲜仙鹤草、鲜墨旱莲各30 g。水煎，冲血余炭

3 g，待冷1次服，每日1剂，连服3日。⑤仙鹤草15 g，白茅根30 g，槐花12 g。水煎服。⑥仙鹤草30 g，藕节15 g，茜草10 g。水煎服。

4．白带、咳嗽吐血：仙鹤草、侧柏叶各30 g，白茅根15 g。沸开水泡服。

5．赤带：仙鹤草、海金沙全草各30 g，吊竹梅全草（鸭跖草科）20 g。水煎服。

6．赤白带：仙鹤草15 g，白果10 g。水煎服。

7．月经量过多：①仙鹤草、地榆炭各15 g，白茅根30 g，荆芥炭10 g。水煎服。②仙鹤草、益母草、铁扫帚（豆科或蝶形花科截叶铁扫帚）各15 g，檵木花（或檵木根）10 g。水煎服。

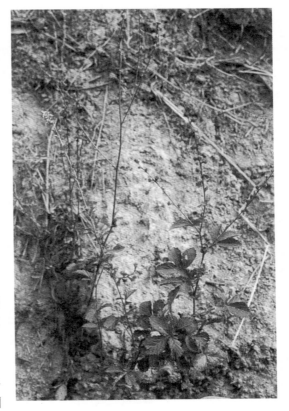

8．血崩：仙鹤草、墨旱莲、侧柏叶、白茅根各10 g，百草霜12 g。水煎服。

9．痛经：仙鹤草、制香附、小槐花根（豆科或蝶形花科）各15 g，牡丹皮6 g。水煎，冲黄酒、红糖各适量，经行时早晚空腹服。

10．阴道滴虫：①仙鹤草制成200％浓缩液，以药棉蘸药液，每日搽阴道1次，7日为1个疗程。②仙鹤草嫩茎叶制成200％浓缩液，阴道壁用新洁尔灭（西药）搽洗干净，然后用药棉球蘸药液涂阴道壁，并将带线药棉球置阴道内3～4小时后，由患者自己取出，每日1次，7日为1个疗程。

11. 产后发冷：仙鹤草、当归藤（紫金牛科）各30 g，翼核果根（鼠李科）15 g，鸡肉或猪瘦肉适量。煲服。

12. 胎动不安（先兆流产）：仙鹤草、黄芩各15 g，苎麻根30 g。水煎服。

13. 月经先后无定期（乱经）：仙鹤草根、金樱根、茅莓根、益母草各15 g，鸡肉适量。煲服。

14. 乳腺炎：鲜仙鹤草60 g。酒、水各半煎服；另取鲜仙鹤草适量，捣烂，加蜜糖少量调匀敷患处。

白　果

▶**来源**　银杏科植物银杏 *ginkgo biloba* L. 的除去外皮的成熟种子。

▶**形态**　落叶乔木。树皮灰色。枝有长枝和短枝，短枝上有明显的叶柄痕。单叶，有长柄；叶片扇形，顶端宽5～8 cm，中间2裂或为波状缺刻，无毛，有多数叉状并列的细叶脉，在长枝上螺旋状排列散生，在短枝上呈簇生状，秋季落叶前变为黄色。花淡绿色，雌雄异株，雌、雄花都聚生于短枝上；雄花呈下垂的穗状花序，雄蕊多数，雌花2～3朵聚生。种子核果状，有长梗下垂，常为椭圆形，长2.5～3.5 cm，直径约2 cm，外种皮肉质，熟时黄色或橙黄色，外有白粉；中果皮白色，骨质，有2～3条纵脊；内果皮膜质，淡红褐色；种仁（白果仁）一端淡棕色，另一端金黄色。花期3～4月，种子9～10月成熟。

▶**生境分布**　栽培植物，我国特产，全国大部分省（区）有栽培；朝鲜、日本、欧洲、美洲各地庭院也有栽培。

▶**采收加工**　9～10月采收，堆放地上或浸在水中，使肉质外种皮腐烂，洗净，稍蒸或略煮后，烘干。用时洗净，除去骨质的外壳（中果皮），捣碎。

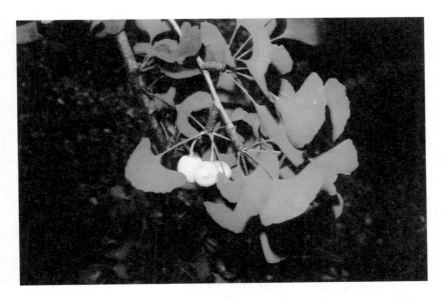

▶**性味功效** 甘、苦、涩，平。有小毒。止带浊，缩小便，平喘，止咳。

▶**用量** 5~9 g。

▶**禁忌** 生食有毒，误服过量能中毒。小儿食白果7~15粒，即可致中毒。中毒时可用甘草60 g或白果壳30 g或银杏树皮30 g煎服。

▶**验方** 1. 白带：①白果10 g，莲肉（莲子除去中间的绿色心）、海螵蛸各15 g。水煎服。②白果、向日葵茎髓各10 g。水煎服。③白果10 g，莲肉、山药、芡实各15 g。水煎服。④白果研细粉，鸡蛋1个。在鸡蛋上打1个小孔，将白果粉纳入，放饭上蒸熟吃，适用于病程较长的患者。

2. 热性白带：白果10粒（研细粉），滑石粉15 g，甘草粉3 g，木耳30 g。用木耳煎水冲前3味药服。

3. 赤白带下：①白果、益母草各10 g，莲须3 g。水煎服。②白果10 g，莲肉、薏苡仁各15 g，胡椒6 g，乌鸡肉适量。共煲服。③白果30 g。捣碎，水煎顿服。

4. 湿热带下：白果14粒，鲜刺苋根60 g。水煎服。

5. 白带，阴痒：白果6 g，黄柏、车前子、山药各10 g。水煎服。

6. 阴道滴虫病：白果研细粉。先冲洗阴道，后掺以白果粉，每日换药，10日为1个疗程。

7. 阴虱：白果适量。捣烂，煎水洗患处。

白 扁 豆

▶来源　豆科（或蝶形花科）植物扁豆 *Dolichos lablab* L. Sweet 的成熟种子。此外，花、根也入药。

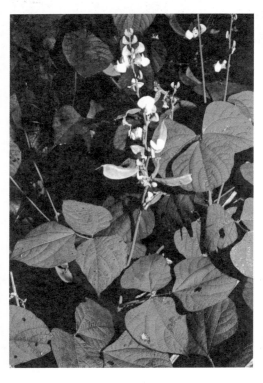

▶形态　一年生缠绕草质藤本。茎几乎无毛。羽状复叶互生，小叶3片；小叶片阔卵形或宽三角状卵形，长5～9 cm，宽6～10 cm，边缘全缘，两面均有短柔毛，侧生小叶斜卵形，基部两边不对称；有托叶和小托叶。花白色或淡紫色；总状花序腋生；花萼5齿裂；花冠蝶形，旗瓣卵状椭圆形，表面有1大附属体；雄蕊10枚，其中9枚花丝合生；柱头扁平。荚果扁平，长椭圆形，长5～8 cm，内有种子2～5粒。种子扁圆形，白色（开白花）或紫黑色（开

淡紫色花）。入药主要用白扁豆（开白花植株的种子为白色）。花、果期
4～12月。

▶**生境分布** 栽培植物。全国各省（区）有栽培，世界各地也有栽培。

▶**采收加工** 秋、冬季采收成熟荚果，晒干，取出白色种子，再晒
干。夏、秋季采白色的花，晒干。冬季采根，洗净，切片。用时洗净。

▶**性味功效** 甘，微温。种子炒熟：健脾，化湿。生用：清暑湿，和脾
胃，解毒。花、根：甘，平。化湿，止带。

▶**用量** 种子：10～15 g。花、根：10～30 g。

▶**验方** 1. 赤白带下：①白扁豆500 g，炒熟，磨粉，每日清晨用
米汤冲15 g，顿服。②白扁豆花、白鸡冠花各10 g。水煎服。

2. 妊娠呕吐：炒白扁豆250 g。随意咀嚼碎后，开水吞服。

3. 白带：①炒白扁豆、山药、白术各30 g。水煎服。②白扁豆根
60 g。水煎服。③白扁豆花、白背叶根各30 g。水煎服。

白背叶根（白吊粟根）

▶**来源** 大戟科植物白背叶 *Mallotus apelta*（Lour.）Muell. -Arg. 的
根。叶（称白背叶）也入药。

▶**形态** 落叶灌木。嫩枝叶、叶柄和花序均密生淡黄色星状柔毛和
散生橙黄色颗粒状腺体。根粗壮，表面棕褐色，刮去外皮呈棕红色，断
面黄白色。单叶互生；叶片卵形或阔卵形，长和宽均6～16 cm，边缘全缘
或有疏齿或3浅裂，上面有疏毛或近无毛，下面密生灰白色星状绒毛和散
生橙黄色颗粒状腺体，基部近叶柄处有褐色斑状腺体2个。花雌雄异株，
无花瓣；穗状花序生于枝顶或侧生；雄花萼片4片；雄蕊多数；雌花序长
15～30 cm，下垂。蒴果近球形，密生灰白色星状毛的软刺，软刺长5～
10 mm，线形，黄褐色或浅黄色。花、果期6～11月。

▶**生境分布** 生于向阳的山坡、山谷灌木丛中、林边、路边、沟边。
分布于我国江西、福建、湖南、广东、广西、海南、云南等省（区）；越

南也有分布。

▶**采收加工**　　秋季采收，洗净，趁鲜切片，晒干。叶夏、秋季采收，晒干。用时洗净，切碎。

▶**性味功效**　微苦、微涩、平。清热利湿，收涩固脱。

▶**用量**　15～30 g。

▶**验方**　1. 身体虚弱的白带多：①白背叶根30 g，鸡肉60 g。水煲服。②白背叶根60 g，猪瘦肉或猪骨适量。水煲服。

2. 湿热带下：①鲜白背叶根60 g。水煎服。②白背叶根、木芙蓉根（锦葵科）各30 g。水煎服。气虚者加猪脚1只，水煲服。

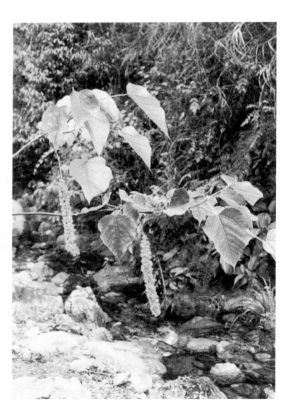

3. 白带：①白背叶根15 g，海螵蛸、鸡冠花（白花）各10 g。水煎，冲米酒少量服。②白背叶根30 g，柳叶白前（萝藦科）12 g，鸡冠花（白花）10 g，瘦猪肉或鸡肉适量。水煲服。③白背叶根30 g，三白草根25 g，牛尾菜根（百合科或菝葜科）10 g，猪骨适量。水煲服。④白背叶根30 g，续断10 g。水煎服。⑤白背叶根、玉叶金花根（茜草科）各60 g，猪瘦肉适量。水煲服。⑥白背叶根30 g，韭菜子10 g。水煎服。⑦白

背叶根、三白草根各30 g，鸡肉或
猪骨适量。水煲服。⑧白背叶根、
茅莓根各50 g，牛尾菜根30 g。水
煎服。

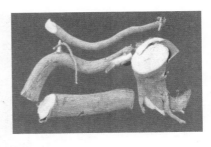

　　4. 宫颈癌引起的白带增多：白
背叶根30 g，火炭母120 g，茅莓根
60 g，蛇床子15 g。水煎服。

　　5. 闭经：白背叶根60 g，鸡肉适量。水煲服。

　　6. 子宫下垂：白背叶根、金樱子根、桃金娘根、红蓖麻根各60 g，
广东土牛膝（菊科多须公又称华泽兰的根）15 g。水煎服。

　　7. 产后风：白背叶、艾叶各15 g。米酒煎服。

白鹤藤叶（白背丝绸、一匹绸）

　　▶来源　旋花科植物白鹤藤 *Argyreia acuta* Lour. 的叶。此外，根
（白鹤藤根）也入药。

　　▶形态　木质藤本。嫩枝圆柱形，有银白色绢毛，老枝无毛。根粗
壮。单叶互生；叶片卵形或椭圆形，长5～11 cm，宽3～8 cm，边缘全
缘，先端尖，基部圆形或浅心形，上面无毛，下面密生银白色绢毛；叶
柄长1.5～6 cm，有银白色绢毛。花白色；聚伞花序顶生或腋生，总花梗
长3.5～7 cm，有棱角或侧扁，有银白色绢毛；花梗长约5 mm，有银白
色绢毛；花萼5裂，外面有银白色绢毛；花冠漏斗形，长达28 cm，5深
裂，裂片长圆形，长达1.5 cm，先端尖；雄蕊5枚，伸出。果实近球形，
红色，为增大萼片包围，萼片内面红色。花、果期秋、冬季。

　　▶生境分布　生于荒野、山坡草地、林边、沟边或河边灌木丛
中。分布于我国广东、广西、海南等省（区）；越南、老挝、印度等
地也有分布。

　　▶采收加工　叶夏、秋季采收，晒干。根秋、冬季采收，洗净，

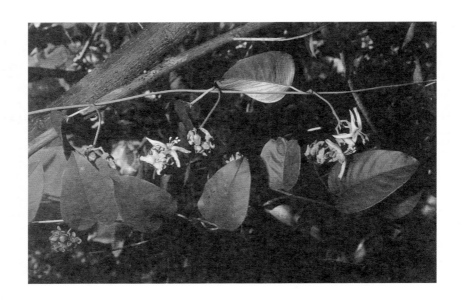

切片晒干。用时洗净，叶切丝，根切碎。

▶**性味功效**　微苦、甘，平。收敛止血，去腐生肌，止痛。

▶**用量**　15～30 g。

▶**验方**　1. 崩漏：①白鹤藤叶、走马胎叶各30 g。水煎服。②白鹤藤叶、墨旱莲、仙鹤草各30 g。水煎服。③白鹤藤叶、走马胎叶各50 g，鸡肉适量。水煲吃。④白鹤藤叶、仙鹤草、走马胎叶各30 g。水煎服。

2. 白带黄臭：①鲜白鹤藤根120 g，鸡肉120 g。水煎，加食盐少许调服。②鲜白鹤藤根60 g，鸡冠花30 g，榕树须（榕树气根）15 g。水煎服或同鸡肉适量煲服。③白鹤藤根、三白草根、鸡血藤各30 g，鸡冠花（白花）60 g，瘦猪肉适量。水煲服，连服数日。

地　菍（铺地菍）

▶**来源**　野牡丹科植物地菍 *Melastoma dodecandrum* Lour. 的全草。

▶**形态**　匍匐亚灌木。茎卧地生长，节着地生根，嫩茎有糙伏毛。单叶对生；叶片卵形或椭圆形，长1～3 cm，宽0.8～2 cm，边缘有浅细锯齿或全缘，上面仅边缘有糙伏毛或有时基出脉间有疏生糙伏毛，下面仅沿基部脉有糙伏毛。花紫红色，1～3朵生于枝顶；花萼有糙伏毛；花瓣5片，顶端有1束刺毛；雄蕊10枚，花丝弯曲如镰刀形。浆果近球形，直径约7 mm，有糙伏毛，顶端有5片宿存萼裂片，成熟时紫黑色，味甜可食。花、果期5～9月。

▶**生境分布**　生于土山坡地、沟边矮草丛中、松树林边缘草地上。分布于我国浙江、江西、湖南、福建、广东、广西、贵州等省（区）；越南也有分布。

▶**采收加工**　全年可采收，除去杂质，晒干。用时洗净，切碎。

▶**性味功效**　甘、涩，平。行气活血，调经止血，收敛。

▶**用量**　15～30 g。

▶**验方**　1. 月经不调，痛经，闭经：地菍、益母草、倒扣草（土牛膝）各30 g，广防风根、香附各15 g。水煎服。

2. 月经量过多：①地菍30 g，红铁树叶（龙舌兰科或百合科朱蕉的叶）60 g。水煎服。②地菍（或地菍果）30 g。水煎服。

3. 痛经：①地菍根15 g。用慢火焙黄，待稍凉，黄酒适量炖服。②地菍、益母草、大田基黄（报春花科星宿菜）各30 g。水煎服。

4. 白带：地菍60 g，三白草根30 g，木槿花（白花）100 g，猪瘦肉120 g。水炖，喝汤食肉。

5. 子宫脱垂：地菍100 g，红糖少许。水煎冲米酒适量服。

6. 血崩：鲜地菍叶100 g（炒），同鸡蛋1～2个（去壳整个煮）煮服。

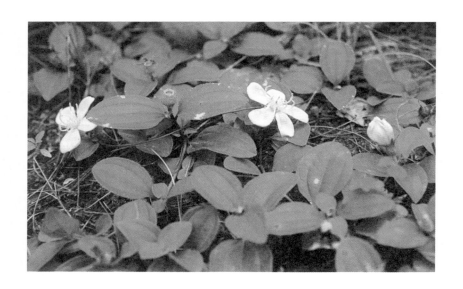

7. 产后胞衣不下：①地菍100 g。用开水2碗煎至半碗服。②地菍根、虎刺根各30 g。用开水炖服。

8. 产后风痹：地菍根、桃金娘根（或果）各60 g。切碎炒香，水煎服。

9. 慢性附件炎：地菍根、粟米草（粟米草科）、奶汁藤（萝藦科马连鞍的根）各15 g，火炭母30 g，体虚者加猪瘦肉120 g。水煎服。

10. 乳痈初起，红肿疼痛：地菍、蒲公英（菊科无茎栓果菊）、雾水葛、木芙蓉叶各适量（均用鲜品），红糖少许。共捣烂敷患处。

11. 孕妇贫血：地菍30 g。水煎服。

12. 崩漏（功能性子宫出血）：①地菍根30 g，猪瘦肉120 g或墨鱼1只。煮服。②地菍根、桃金娘根各60 g，艾叶30 g。置锅内炒至焦黄，加入清水3碗，白醋半碗，浓煎服（溃疡病人不放醋）。

百 部（对叶百部）

▶**来源** 百部科植物大百部 *Stemona tuberosa* Lour. 的块根。

▶**形态** 多年生缠绕草本。全株无毛。块根肉质，簇生，通常纺锤形，长达30 cm，外皮黄白色。茎细长，曲折。单叶对生或轮生，极少兼有互生；叶片卵形或卵状披针形，长6～24 cm，宽5～17 cm，边缘全缘或微波状，基出脉7～11条；叶柄长3～10 cm。花黄绿色带紫色脉纹，单朵或2～3朵排成总状花序生于叶腋，花序柄与叶柄分离或偶而贴生于叶柄基部；花被4片，长3.5～7.5 cm，宽7～10 mm；雄蕊4枚，紫红色；花药顶端延伸附属物长约7 mm；药隔附属物长不及2 cm。蒴果倒卵形，长2.5～6 cm，宽1～3 cm，成熟时2瓣裂。花、果期4～8月。

▶**生境分布** 生于山坡林下、山谷、溪边、路边和阴湿岩缝中。分布于我国江苏、浙江、江西、安徽、福建、台湾、湖南、湖北、广东、

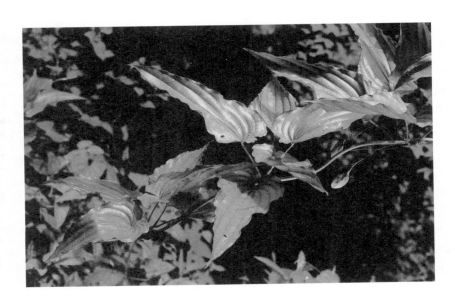

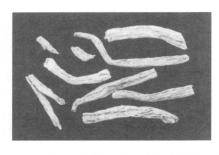

广西、海南、四川、贵州、云南等省（区）；中南半岛及印度、菲律宾等地也有分布。

▶**采收加工** 秋季采收，洗净，置沸水中略烫或蒸至无白心，取出，晒干。用时洗净，切薄片，晒干。

▶**性味功效** 甘、苦，微温；有小毒。杀虫，止痒，润肺止咳。

▶**用量** 3～10 g。

▶**验方** 1. 阴道滴虫病：①百部、蛇床子各15 g，竹叶花椒（或花椒）、枯矾各10 g。水煎频频熏洗，连用5～7日。②百部制成5％水煎液（加防腐剂），每100 ml加入敌百虫1 g。用带线的纱布棉球蘸药液于临睡前塞于阴道深处，线头留在外面，次日取出，4次为1个疗程，一般用2个疗程。

2. 霉菌性外阴炎：①百部适量。煎水，冲洗患部，连用5～7日。②百部、一枝黄花各等量。煎水，冲洗患部，连用5～7日。

3. 阴虱：百部100 g。捣碎，浸于500 ml洗米水内12小时，或浸于500 ml酸醋内2小时，或浸于酒精500 ml内1小时，取浸液搽患处，连用3～5日。

当 归

▶**来源** 伞形科植物当归 *An gelica sinensis*（Oliv.）Diels 的根。

▶**形态** 多年生直立草本。根肥大肉质，圆柱状，有3～5条分枝或更多，棕色或黄棕色，有香气。茎无毛，带紫色，有纵深沟纹。叶互生，二至三回羽状复叶，末回裂片卵形或卵状披针形，边缘有缺刻状锯齿或2～3浅裂，上面和边缘有细毛；叶柄基部膨大成鞘状，抱茎。花白色；复伞形花序顶生；总苞片2片或无总苞片；小总苞片2～4

片，线形；萼齿5片；花瓣5片；雄蕊5枚。果实椭圆形，果棱线形，侧棱成薄翅。花、果期6～9月。

▶**生境分布**　栽培植物。甘肃、云南、四川、贵州、湖北、陕西等省为主要栽培地。

▶**采收加工**　秋末采收，除净杂质，放通风处晾至半干，捆成小把，上棚，用微火慢慢烟熏至八成干即停火，由其自然干燥。用时洗净，闷润切薄片。

▶**性味功效**　辛、甘、温。补血活血，调经止痛，润肠通便。

▶**用量**　5～10 g。

▶**验方**　1. 血虚，月经不调：①当归、熟地黄、白芍各10 g，川芎5 g。水煎服。②当归30 g，益母草50 g。酒、水各半煎服。

2. 体虚，月经量过多：当归、熟地黄、白芍各10 g，山茱萸15 g。水煎服。

3. 闭经：①当归15 g，马鞭草30 g，猪瘦肉适量。煲服。②当归、麦冬、知母、牛膝各10 g。水煎服。

4. 血虚闭经：当归、地黄、白芍各10 g，川芎、红花各5 g。水煎服。

5. 血瘀闭经：①当归、红花、牛膝各10 g，川芎6 g。水煎服。

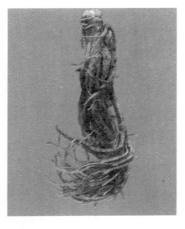

②当归、桃仁、红花、大黄各10 g，桂枝6 g。水煎服。③当归、桃仁、大黄、土鳖虫各10 g。水煎服。

6. 闭经，午后潮热：当归、川芎、地骨皮各10 g，鳖甲30 g（另包，先煎），秦艽15 g。水煎服。

7. 痛经：①当归、白芍、地黄、延胡索各10 g，川芎5 g。水煎服。②当归、白芍各15 g。水煎服。③当归、延胡索、小茴香、白芍（炒）、香附（炒）各10 g。水煎服。

8. 气滞血瘀，月经不调：当归30 g，益母草15 g，玫瑰花10 g。水煎服。

9. 孕妇内热，胎动不安：当归、黄芩、白术、白芍各10 g，川芎6 g。水煎服。

10. 产后瘀血作痛：①当归、枳实炭各10 g，益母草15 g。水煎服。②当归6 g，香附、黄花捻根、南五味子根各3 g，艾叶2 g。米酒炖服。

11. 产后虚热：当归12 g，黄芪15 g。水煎服。

12. 产妇乳汁缺乏：当归15 g，黄芪30 g，王不留行（或薜荔果皮，又称广王不留行）、路路通（枫香树果实）、炮山甲（穿山甲片）各6 g。水煎服。

13. 妇女面色萎黄，带下不止，绕脐冷痛：当归（微炒）、鹿角胶（研碎，炒令黄燥）、制附子、白术、肉桂、白龙骨各30 g。共研细粉，每次服6 g，每日服2～3次，饭前用热粥水调服。

14. 产后便秘：当归、生地黄、白芍、枳壳各10 g，火麻仁15 g。水煎服或调蜜糖适量服。

15. 产后血虚便秘：当归、柏子仁各10 g，火麻仁、生地黄各15 g。水煎服。

16. 妇女更年期高血压：当归、巴戟天、淫羊藿、仙茅、黄柏各

10 g。水煎服。

17. 妇女血结，腹坚痛：当归20 g，牛膝30 g，黄芩15 g。水煎服。

18. 肾虚型崩漏：当归、阿胶各10 g，鹿茸、海螵蛸各15 g，蒲黄6 g。共研细粉，每次服3 g，每日服2次，黄酒或温开水送服。

19. 血崩：当归、生地黄、艾叶、侧柏叶、白茅根、荷叶各10 g。水煎服。

20. 先兆流产（胎动不安）：当归10 g，桑寄生、菟丝子各15 g，艾叶炭6 g。水煎服。

21. 子宫下垂：①当归、党参各10 g，升麻6 g，柴胡3 g。水煎服。②当归、党参、白术各10 g，黄芪15 g，升麻3 g。水煎服。

22. 行经不畅，腹中结块作痛：当归、熟地黄、莪术、白芍、川芎各10 g，桂枝6 g。水煎服。

23. 月经量过多，妊娠下血，产后出血腹痛：当归、艾叶、地黄、白芍各10 g，川芎3 g。水煎服。

24. 贫血：①当归10 g，黄芪30 g。水煎服。②当归、大枣、白芍各10 g，黄芪30 g，桂枝5 g，生姜3 g。水煎服。

25. 血虚大便干燥：当归、制何首乌各15 g。水煎服。

26. 月经后期：当归30 g，肉桂6 g。用甜酒500 ml浸泡10日以上，每次服30～60 ml，每日服1～2次。

当 归 藤（藤当归、小花酸藤子）

▶来源　紫金牛科植物当归藤 *Embelia parviflora* Wall. 的根和老藤。

▶形态　藤状灌木。根较长，外皮黑褐色或灰褐色，内面红褐色，切断面有放射状条纹。老藤褐色；茎灰褐色，有白色小突点（皮孔）；嫩枝有锈色长柔毛。单叶互生，排成2列，平展；叶片卵形，长1～2 cm，宽0.5～1 cm，边缘全缘且多少有毛，两面仅中脉有柔

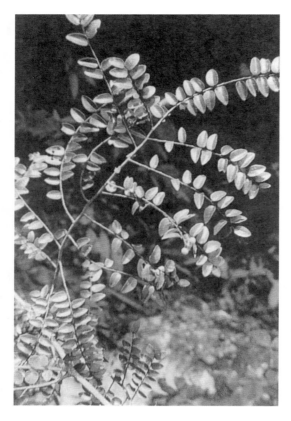

毛，下面有小凸点状鳞片。花白色或淡红色；伞形花序或聚伞花序腋生，通常下弯，藏于叶下；花萼5裂，裂片卵形或近三角形；花冠5裂，背面无毛；雄蕊5枚；子房卵形，无毛。核果球形，无毛，直径为5 mm，成熟时暗红色。花期夏季，果熟期冬季。

▶**生境分布** 生于山地沟谷疏林中、林边、灌木丛中土壤肥沃湿润处。分布于我国浙江、福建、广东、广西、海南、云南、贵州、四川、西藏等省（区）；印度、缅甸及印度尼西亚等地也有分布。

▶**采收加工** 全年可采收，洗净，趁鲜切片，晒干。用时洗净、切碎。

▶**性味功效** 涩、微甘，平。补血调经，健脾胃，补肾虚。

▶**用量** 15～30 g。

▶**验方** 1. 月经不调，痛经，闭经：当归藤、鸡血藤各15 g，益母草10 g。水煎服。

2. 经前、经后腹痛：①当归藤、千斤拔、水田七（蒟蒻薯科裂果薯）、海风藤（木兰科或五味子科异形南五味子）各15 g，香附10 g。水煎服。②当归藤、黄花倒水莲各30 g，益母草10 g。水煎服，经前、经后2天各服1剂。

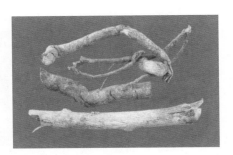

3．月经不调：当归藤、羊耳菊（菊科）各30 g，鸡血藤、红穿破石（鼠李科翼核果）各60 g。水煎服。服药期间忌食生、冷、酸、辣食物。

4．月经后期（多属虚寒症）：①当归藤、茅莓根各30 g，鸡肉适量。水煲吃。②当归藤、红毛毡各15 g，鸡肉适量。水煲吃。③当归藤、鸡血藤、十八症（胡椒科光轴苎叶蒟）各30 g，鸡肉适量。水煲吃。④当归藤15 g，鸡血藤30 g，艾叶6 g，香附5 g，肉桂3 g（另包，开水冲服）。水煎服。

5．胎动不安：当归藤30 g，红杜仲（夹竹桃科）60 g，猪瘦肉适量。水煲吃。

6．习惯性流产（滑胎）：当归藤、益母草各30 g，小毛蒌（胡椒科）15 g，鸡肉适量。水煲吃。

7．子宫下垂：当归藤100 g，鸡肉30 g。水煲服，连服3日。

8．不孕症：当归藤、黄花倒水莲、走马胎根、白背叶根、茅莓根、香附、朱砂根各20 g，猪骨适量。水煲服，于经前、经后各服2剂。若白带多者，先用三白草和鱼腥草各30 g，水煎服，待白带减少后再服本方。

9．贫血，面苍白，舌淡白，心悸：当归藤、龙眼肉各30 g，熟地黄20 g，制何首乌15 g，当归10 g。水煎服。

竹叶花椒（野花椒、山花椒）

▶来源　芸香科植物竹叶花椒 *Zanthoxylum armatum* DC. 的成熟果实。此外，根（竹叶花椒根）、叶（竹叶花椒叶）也入药。

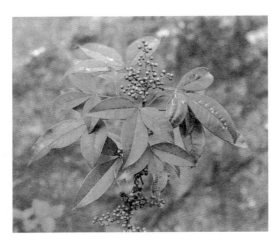

▶**形态** 灌木或小乔木，高2～4 m。根粗壮，外皮土黄色，内面黄色，有麻辣味。嫩枝无毛。小枝、叶轴和小叶片两面中脉均有长而直的锐刺。单数羽状复叶互生，小叶通常3～9片，叶轴有翅；小叶片对生，椭圆形或长圆状披针形，长3～12 cm，宽1.5～4.5 cm，边缘近全缘或有锯齿，边缘或齿缝处有油点，上面无毛，下面仅中脉两侧有丛状柔毛。花淡黄色；聚伞圆锥花序腋生或生于侧枝顶端，花序轴无毛；花被片6～8片；雄花的雄蕊5～6枚；雌花心皮2～3个。果紫红色，有微凸起油点。种子褐黑色。花期4～5月，果熟期8～10月。

▶**生境分布** 生于山坡、路边、沟边灌木丛中、疏林下。分布于我国陕西、甘肃、河南、山东、浙江、江苏、江西、安徽、福建、台湾、湖北、湖南、广东、广西、海南、四川、贵州、云南、西藏等省（区）；越南、老挝、缅甸、印度、尼泊尔、朝鲜、日本等地也有分布。

▶**采收加工** 秋季采果，除去杂质，阴干。秋、冬季采根，洗净，趁鲜切片，晒干。夏季采叶，随用随采。用时洗净，根切碎。

▶**性味功效** 辛，温。有小毒。散寒，止痛，杀虫，燥湿。

▶**用量** 果：6～9 g。根、叶：10～30 g。

▶**禁忌** 孕妇慎服。

▶**验方** 1. 滴虫性阴道炎：竹叶花椒（或花椒）、苦参、白矾各10 g，蛇床子15 g。水煎熏洗阴道1～2次。每日1剂。

2. 外阴瘙痒：①竹叶花椒（或花椒）、苦参各15 g，地肤子、蛇床子各30 g。水煎熏洗患处。②竹叶花椒（或花椒）15 g，白矾、雄黄各10 g。水煎洗患处。

3. 乳痈：鲜竹叶花椒叶（或花椒叶）适量，捣烂调酒敷患处；另用鲜竹叶花椒根（或花椒根）30 g，水煎调米酒适量服。

刘 寄 奴（南刘寄奴）

▶**来源** 菊科植物奇蒿*Artemisia anomala* S. Moore 的全草。

▶**形态** 多年生直立草本。茎有短柔毛。叶不分裂，单叶互生；叶片卵形、长卵形或卵状披针形，长6～12 cm，宽2～4 cm，先端尖或长尖，边缘有锯齿，上面近无毛，下面初时微有白色蛛丝状绵毛，后脱落。花细小，白色；头状花序长圆形或卵形，直径2～2.5 mm，在分枝上排成密穗状花序，并在茎顶排成圆锥状；总苞片3～4层，无毛或有白色蛛丝状毛；全为管状花，花冠管状，5裂；雄蕊5枚，花药连

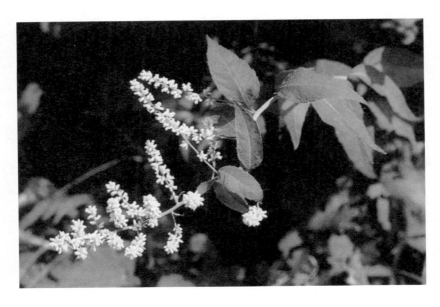

合。瘦果细小，长圆形，顶端无冠毛。花、果期6～11月。

▶**生境分布**　生于林边、沟边、路边、河岸草坡较湿润处。分布于我国河南、江苏、浙江、江西、安徽、湖北、湖南、广东、福建、台湾、广西、海南、贵州、四川等省（区）；越南等地也有分布。

▶**采收加工**　秋季开花时采收，除去杂质及泥土，晒干。用时洗净，切碎。

▶**性味功效**　苦，温。通经止痛，活血行瘀。

▶**用量**　15～30 g。禁忌气血虚弱，脾虚泄泻者忌服。

▶**验方**　1. 痛经、产后瘀血痛：刘寄奴30 g。酒、水各半煎，冲红糖适量服。

2. 闭经、产后瘀血、小腹胀痛：①刘寄奴15 g。水煎，冲红糖适量服。②刘寄奴、泽兰、卷柏（卷柏科）各15 g。水煎服。③刘寄奴、益母草30 g，当归、延胡索各10 g。水煎服。

3. 产后恶露不尽：刘寄奴、益母草、山楂各30 g。水煎服。

红　花

▶**来源**　菊科植物红花 *Carthamus tinctorius* L. 的管状花。

▶**形态**　一年生直立草本。茎枝光滑无毛，白色或淡白色。单叶互生，无柄；叶片卵形、披针形或椭圆形，长7～15 cm，宽2.5～6 cm，边缘有不整齐的浅裂片或有大锯齿，裂片先端或齿顶有小尖刺，两面无毛无腺点。头状花序直径3～4 cm，生于枝顶，有多数叶状总苞片，边缘有小尖刺；小花全部为管状花，红色或桔红色；花冠长约2.8 cm，花冠管长约2 cm；雄蕊5枚，花药聚生成管状，花丝分离。瘦果倒卵形，乳白色，有4棱，无冠毛。花、果期5～8月。

▶**生境分布**　栽培或逸为野生，耐寒，耐旱，耐盐碱。中国各地有栽培；俄罗斯、朝鲜、日本也有栽培。

▶**采收加工**　夏季于早晨采收，摊开在通风处阴干。用时洗净。

▶**性味功效** 辛、微苦、温。活血通经，祛瘀止痛。

▶**用量** 3～10 g。

▶**禁忌** 孕妇忌用。

▶**验方** 1. 血瘀经闭：①红花、当归、桃仁各10 g。水煎服。②红花、桃仁各10 g，牛膝12 g，丹参15 g。水煎服。

2. 血瘀月经不调，痛经：①红花、川芎各6 g，当归、香附、延胡索各10 g。水煎服。②红花10 g，当归30 g。共研细粉，每次服3 g，每日服2次，黄酒送下。③红花、当归各等量浸米酒。经前服，每次服20～30 ml，每日服2次。

3. 产后恶露不下，腹痛：红花、益母草各15 g，山楂10 g。加红糖适量，水煎服。

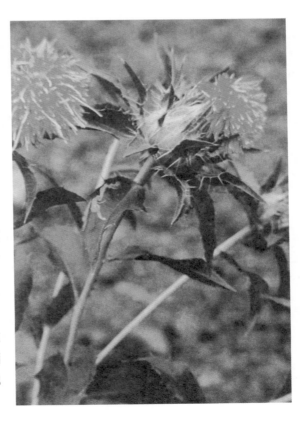

4. 瘀血闭经，经痛，产后腹痛：红花、当归各10 g，香附、丹参各12 g，益母草15 g。水煎服。

5. 血瘀闭经、痛经：红花、桃仁、当归、白芍各10 g，熟地黄12 g，川芎6 g。水煎服。

6. 经期腹痛：红花10 g，翻白草30 g，加红糖、黄酒适量。水煎，早晚空腹服。

7. 急性乳腺炎：红花10 g，金银花、蒲公英、紫金牛各30 g。水煎服。

8. 流产后胎盘残留：红花、艾叶、炮姜、桃仁、川芎各10 g，熟地黄、牡丹皮各20 g，益母草15 g。水煎服。轻症每日服1剂，重症每日服2剂。

9. 产后瘀血腹痛：红花、桃仁、山楂各10 g，益母草15 g，加红糖适量。水煎服。

10. 月经量过少：红花、当归各60 g，黄酒1.5 kg。上药入酒浸泡，时时振荡，10日后可服，每日服2次，炖热随酒量服。

红 毛 毡（红毛针、铺地毡）

▶**来源** 紫金牛科植物虎舌红 *Ardisia mamillata* Hance 的全株。

▶**形态** 常绿矮小灌木，茎直立，高不超过15 cm，根状茎横走，外表红褐色或淡黄色，内部灰褐色。嫩茎密生暗红色或锈色卷曲长柔毛。单叶互生或簇生于茎顶端；叶片倒卵形或长圆状倒披针形，长5～15 cm，宽2～6 cm，边缘全缘或有不明显疏圆齿，两面暗紫红色或绿色，密生紫红色或锈色糙伏毛，毛基隆起如小瘤点，有腺点，下面腺点更明显，侧脉6对以上，不明显。花粉红色，少有白毛，伞形花序生于侧枝顶端；花萼5裂；花冠5裂；雄蕊5枚。核果球形，直径约6 mm，成熟时鲜红色，有柔毛或几乎无毛。花、果期6～12月。

▶**生境分布** 生于山谷林下阴湿处。分布于我国四川、云南、贵州、广东、广西、海南、福建、湖南等省（区）；越南等地也有分布。

▶**采收加工** 全年可采收，洗净，趁鲜切片，晒干。用时洗净。

▶**性味功效** 苦、微辛、凉。止血，活血去瘀，清热利湿。

▶**用量** 10～15 g。

▶**禁忌** 孕妇忌服。

▶**验方** 1. 血崩：①红毛毡30 g。水煎冲鸡蛋服。②红毛毡、

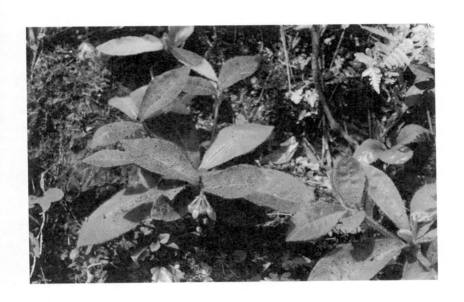

仙鹤草、墨旱莲各15 g。水煎，冲血余炭（研细粉）3 g，待冷1次服。每日1剂，连服3日。③红毛毡30 g（炒黑）。水煎，冲米酒30～50 ml服。

2. 月经不调：红毛毡10 g，鸡血藤、鸭脚艾、益母草各15 g。水煎服。

3. 产后恶露不止：红毛毡30 g。水煎调食盐少许服。

4. 乳痈：鲜红毛毡30 g。酒、水各半煎服；药渣或另取鲜红毛毡叶适量和红糖捣烂敷患处。

5. 月经延期：①红毛毡、当归藤各15 g，鸡肉适量。水煲，喝汤食肉。②红毛毡、当归藤、走马胎、牛大力（豆科或蝶形花科美丽崖豆藤）各15 g，鸡肉适量。水煲，喝汤食肉。

走马胎（大叶紫金牛）

▶来源　紫金牛科植物走马胎 *Ardisia gigantifolia* Stapf 的根及根茎。此外，叶（走马胎叶）也入药。

▶形态　灌木，高约1 m。根粗壮，圆柱状或稍呈串珠状膨大，直径1.5～4 cm，外皮淡棕色、灰褐色或暗紫褐色，有纵向沟纹，断面皮部淡紫红色，散布红色朱砂点，木部黄白色，有菊花状射线。嫩枝有微柔毛。单叶互生，通常聚生于枝顶；叶片大，椭圆形或倒卵状披针形，长20～40 cm，宽7～17 cm，边缘有密的细锯齿，齿端有腺点，两面均无毛，有凸起的腺点，下面通常紫红色，侧脉15～20对，紫红色。花粉红色；圆锥花序顶生或腋生；花萼5片；花冠5裂；雄蕊5枚。核果球形，无毛，熟时红色。花期4～6月，果熟期11～12月。

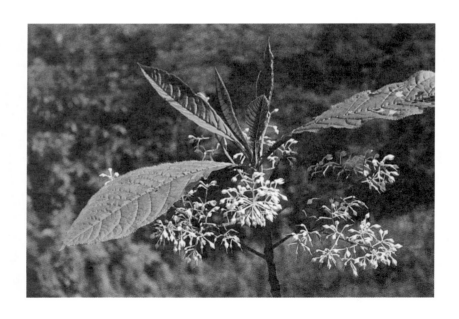

▶**生境分布**　生于林下、山谷、溪边等肥沃湿润处。分布于我国江西、福建、广东、广西、海南、云南等省（区）；越南等地也有分布。

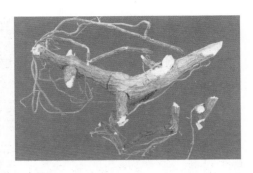

▶**采收加工**　秋、冬季采根及根茎，洗净，趁鲜切片，晒干。夏、秋季采叶，除去杂质，晒干。用时洗净，根及根茎切碎，叶切丝。

▶**性味功效**　根及根茎：辛，温。活血行血，祛瘀止痛。叶：淡，寒。止血，去腐生肌。

▶**用量**　根及根茎：10～15 g。叶：15～30 g。

▶**禁忌**　孕妇忌服。

▶**验方**　1. 产后关节痛：走马胎叶、大风艾叶各60 g。共捣烂，用酒炒热敷患处；或用走马胎、大风艾各60 g，水煎洗患处。

2. 妇女头风痛：走马胎60 g。煲鸡蛋1～2个，冲米酒服。

3. 崩漏：走马胎叶30 g，鬼针草60 g。水煎服。

4. 产后风瘫，半身不遂：走马胎30 g，鹿胶30 g（另包，溶化冲服），制乌头10 g。水煎浓液，分2次服。

5. 产后腹痛：走马胎、益母草、香附各15 g。水煎服或冲红糖适量服。

苏　木（苏方木、红苏木）

▶**来源**　豆科（或芸实科）植物苏木 *Caesalpinia sappan* L. 的心材。

▶**形态**　灌木或小乔木。高5～6 m。树干和茎有刺。嫩枝有微柔毛，老枝无毛。二回双数羽状复叶互生，羽片7～13对，对生，叶轴有柔毛；每羽片有小叶9～17对；小叶片长圆形，无柄，长1～2 cm，宽

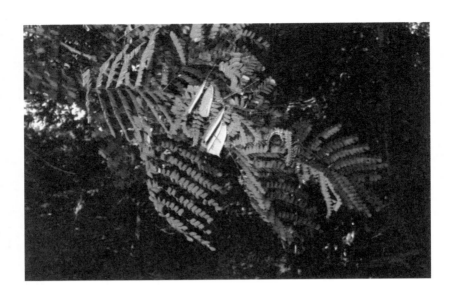

5～7 mm，基部极偏斜，两侧不对称，先端钝形微凹，边缘全缘，两面均无毛，下面有细点。花黄色；圆锥花序顶生或腋生；花萼5裂，裂片略不等大；花瓣5片，其中4片等大，圆形，另1片较小；雄蕊10枚，花丝下部有毛。荚果倒卵状长圆形，扁平，木质，长约7.5 cm，宽约3.5 cm，无刺，无刚毛，顶端斜截形，有尖喙，成熟后暗红色，有短绒毛。种子3～4粒。花、果期5～10月。

　　▶**生境分布**　生于山谷、山脚林中或栽培。分布于台湾、广东、广西、海南、四川、贵州、云南等省（区）。

　　▶**采收加工**　秋季采收，除去外皮及边材，取心材，晒干。心材表面黄红色至棕红色，取少量（约0.5 g）放入杯内，加入热开水浸泡约5分钟，浸出液呈玫瑰红色。

　　▶**性味功效**　甘、咸，平。行血祛瘀，消肿止痛。

　　▶**用量**　3～10 g。

　　▶**禁忌**　孕妇忌服，血虚无瘀者也忌服。

　　▶**验方**　1. 倒经（经前后吐血或鼻出血）：苏木、益母草各

15 g，五指风（马鞭草科黄荆或牡荆）30 g，荆芥6 g。水煎服。

2. 血滞闭经：苏木、红花、木香各6 g，归身、熟地黄、莪术各10 g。水煎服。但须注意是否怀孕，如已怀孕忌服。

3. 产后瘀血实痛：苏木、山楂各20 g，土鳖虫6 g。水煎服。

4. 闭经实症：属热者，苏木30 g，益母草20 g。水煎服。属寒者，苏木20 g，艾叶30 g。水煎服。

5. 血晕：苏木15 g。煎水，加童尿1杯调匀，顿服。

6. 月经不调：苏木60 g，黑豆120 g。将黑豆炒后研细粉，与苏木同煎水，加红糖适量调服。

扶 桑 花（大红花、朱槿花）

▶**来源**　锦葵科植物朱槿 *Hibiscus rosa-sinensis* L. 的花。此外，扶桑根（根的中药名）、扶桑叶（叶的中药名）也入药。

▶**形态**　常绿直立灌木。根粗壮。茎圆柱状，嫩枝无毛。单叶互生；叶片宽卵形或狭卵形，长5～10 cm，宽3～6 cm，边缘中部以上有锯齿，近基部全缘，两面无毛或下面叶脉上有疏毛；叶柄无毛；托叶线形，长5～12 mm，无毛。花大，直径达10 cm，玫瑰红色或淡红色，单朵生于叶腋；花梗中部以上或近顶部有关节；小苞片6～7片，线形，长8～15 mm，有疏的星状毛；花萼钟状，内面近顶部密生短柔毛；花瓣5片或重瓣，花瓣片顶端圆形或有粗圆齿，但不分裂；雄蕊多数，合生成管状的雄蕊柱，紫红色，突出花冠外；花柱5枚，柱头头状，有紫红色绒毛。蒴果长圆形，无毛。花、果期几乎全年。

▶**生境分布**　栽培植物。我国南部各省（区）有分布；世界各地广泛栽培。

▶**采收加工** 花：夏、秋季及初冬采，晒干。根：秋、冬季采，洗净，晒干。叶：随用随采。用时洗净，分别切碎。

▶**性味功效** 花：甘，平。理血调经，利水消肿。根：甘、涩，平。理血调经。叶：甘，平。消肿，解毒。

▶**用量** 花：6～12 g。根：15～30 g。叶：外用适量。

▶**禁忌** 孕妇忌服。

▶**验方** 1. 月经不调：①扶桑花60 g，鸡蛋2个。水煲服。②扶桑花、月季花根各30 g，猪瘦肉适量。水煲服。③扶桑根50 g，鸡蛋1～2个。水煲服，经前4天开始服，连服2剂。④扶桑花30 g，萱草根25 g，墨旱莲15 g，莪术10 g，桃仁6 g。水煎服。

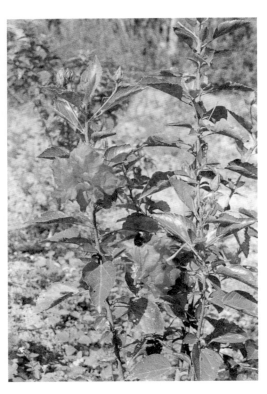

2. 月经量过多：扶桑根、朱砂根（紫金牛科）各30 g，鸡血藤50 g，鸡肉适量。水煲服。

3. 闭经：扶桑花、地捻全草或根、凤仙花各15 g。水煎服。

4. 白带：①扶桑花、土党参各10 g，金樱子根、月季花根、墨旱莲各30 g，鸡冠花15 g。水煎服。②扶桑花、桃金娘根、月季花根、榕树须（榕树的气生根）各30 g，香附15 g。水煎，糖适量调服。

5. 乳疮：鲜扶桑

叶、鲜菊花叶、鲜木芙蓉叶、鲜两面针叶、鲜蒲公英全草各适量。共捣烂敷患处，敷后发痒剥开4小时后继续外敷。

6. 附件炎：鲜扶桑叶、鲜红薯叶各适量，红糖少许。共捣烂塞入阴道内，每日1次，连用10日。

吴 茱 萸（吴萸、茶辣、左力）

▶**来源**　芸香科植物吴茱萸 *Evodia rutaecarpa*（Juss.）Benth. 的将近成熟果实。

▶**形态**　落叶灌木或小乔木，通常高3～5 m。嫩芽、嫩枝、叶轴和花序轴均密生锈色柔毛，新鲜嫩枝叶搓烂有特异香气。单数羽状复叶互生，有小叶5～9片；小叶片卵形或椭圆形，长6～1.5 cm，宽3～7 cm，边缘全缘或有不明显波状钝齿，两面均有短柔毛，对光可见许多油点。花淡黄白色，圆锥花序顶生，萼片4～5片，花瓣4～5片，雄蕊4～5枚。果扁球形，直径约5 mm，密集成团，成熟时暗紫红色，开裂，果皮无皱纹，有粗油点，内有黑褐色近球形种子，有的种子发育不全而退化。果实有浓烈的特异香气。花期4～6月，果熟期8～11月。

▶**生境分布**　生于向阳坡地、平地、路边、疏林下，多为栽培。分布于我国浙江、江西、江苏、安徽、福建、台湾、湖北、湖南、广东、广西、四川、贵州、云南等省（区）；日本等地也有分布。

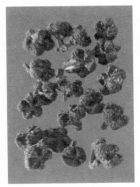

▶**采收加工**　秋季果实茶绿色尚未开裂时采，除去杂质，阴干。用时洗净。

▶**性味功效**　辛、苦，热。有小毒。温中散寒，降逆止呕，助阳，止痛。

▶**用量**　1.5～5 g。

▶**禁忌**　孕妇慎服。

▶**验方**　1. 经行后期，行经腹痛：吴茱萸

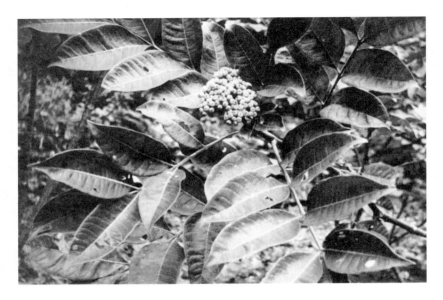

10 g，丹参15 g。水煎服。

　　2. 月经不调：吴茱萸、荜拨（或胡椒）各150 g。研细粉，水泛为丸如梧桐子大，早晚各服10 g。经前5日开始服药。

　　3. 虚寒性的月经推后：吴茱萸3 g，黄芪、当归、阿胶（另包，烊化）各10 g，白芍6 g，艾叶、川芎各5 g。水煎服。

补 骨 脂（破故纸、黑故纸）

　　▶来源　豆科（或蝶形花科）植物补骨脂 *Psoralea corylifolia* L. 的成熟果实。

　　▶形态　一年生直立草本，高50～100 cm。全株有黄白色柔毛和褐黑色腺点。茎单一，有纵棱。单叶互生；叶片宽卵形或长卵形，长6～9 cm，宽5～7 cm，先端稍尖，基部截形或微心形，边缘有不规则粗齿，两面近于无毛或有疏毛，有褐黑色腺点；托叶长7～8 mm，镰形。花淡紫色或黄色；组成密集的总状或头状花序生于叶腋；花萼5齿裂；花冠蝶形，长约6 mm；雄蕊10枚，花丝下部合生，上部分离。荚果椭圆状肾形，略扁，长约5 mm，果皮黑色或黑褐色，有细网纹，内含种子1粒，粘贴着果皮。花期6～8月，果熟期9～10月。

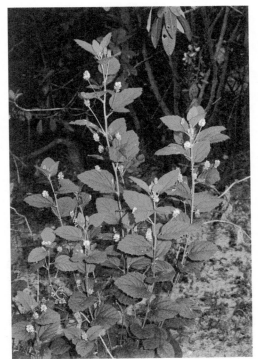

▶**生境分布**　栽培或野生于山坡、溪边、田边。分布于甘肃、陕西、宁夏、山西、河北、河南、江西、安徽、四川、云南、贵州等省（区）。

▶**采收加工**　秋季果实成熟时采摘果枝，晒干，搓出果实，除净杂质。用时洗净。

▶**性味功效**　辛、苦、温。补肾助阳。

▶**用量**　6～10 g。

▶**禁忌**　阴虚火旺及大便秘结者忌服。

▶**验方**　1. 肾虚崩漏带下：①补骨脂、茜草、海螵蛸各10 g，龙骨15 g（先煎）。水煎服。②补骨脂、肉苁蓉、龙骨（先煎）各15 g。水煎服。

2. 外阴白斑：补骨脂与等量的95%酒精浸泡7日后，将浸出液在文火中浓缩成膏状，涂患处，隔日1次。如局部有白带等妇科炎症，可用蛇床子、地肤子、黄柏、吴茱萸、蒲公英各等量煎水洗患处。

3. 子宫下垂：补骨脂、党参、白术各15 g，黄芪30 g，升麻6 g。

水煎服。

4. 妊娠腰痛：补骨脂炒香熟，研细粉。每次嚼核桃肉1个，空腹服药粉10 g，温米酒适量调服。

鸡 矢 藤（鸡屎藤、臭屁藤）

▶来源　茜草科植物鸡矢藤 *Paederia scandens*（Lour.）Merr. 的老藤茎。此外，根（鸡矢藤根）也入药。

▶形态　多年生草质藤本，基部木质。新鲜茎、叶、花、果揉碎时有浓烈的鸡屎臭气。根圆柱形，黄棕色或棕色。茎无毛或嫩茎有微柔毛。单叶对生；叶片卵形或卵状长圆形，长5～11 cm，宽3～7 cm，边缘全缘，两面无毛或近于无毛或下面脉腋有束毛；托叶三角形，无毛，通常早落。花淡紫色；圆锥花序顶生或腋生；花萼5裂；花冠管长8～10 mm，有粉状短柔毛，5裂；雄蕊5枚。浆果球形，直径5～7 mm，成熟时淡黄色，外面光滑无毛。花期7～9月，果期10～11月。

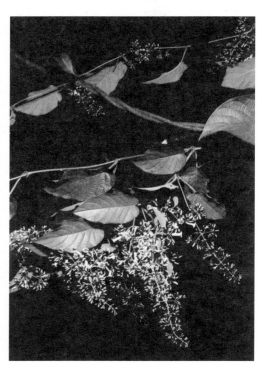

▶生境分布　生于山坡林边、溪边、路边灌木丛中、疏林下。分布于我国河南、山东、江苏、浙

江、江西、安徽、福建、台湾、湖北、湖南、广东、广西、海南、云南、贵州、四川等省（区）；越南、缅甸、印度、印度尼西亚、日本等地也有分布。

▶**采收加工**　秋季采收，洗净，分别晒干。用时洗净，切碎。

▶**性味功效**　甘、涩，平。活血止痛，消食导滞，解毒。

▶**用量**　15～30 g。

▶**验方**　1. 瘀滞型闭经，痛经：鸡矢藤60 g。用第2次洗米水1000 ml，煎取500 ml，分2次服。

2. 体虚白带：①鸡矢藤根、白背叶根、紫茉莉根各30 g。水煎服；或加入鸡肉或猪瘦肉适量共煲服。②鸡矢藤根、白背叶根各45 g，鸡肉100 g。水煲服。

3. 妇女虚弱，白带腹胀：①鸡矢藤根120 g，美人蕉根状茎（美人蕉科）130 g，鸡肉适量。水炖服。②鸡矢藤根、益母草各60 g，香附（炒）10 g。水煎服。

鸡 血 藤

▶**来源**　豆科（或蝶形花科）植物密花豆 *Spatholobus suberectus* Dunn 的老藤茎。

▶**形态**　常绿木质大藤本。老藤茎扁圆柱状，表皮灰黑色，切断面淡红色，有3～5圈偏心环，鸡血状液汁从圈里渗出。嫩枝无毛。羽状复叶互生，小叶3片；小叶片宽椭圆形或宽倒卵形，长10～20 cm，宽7～12 cm，边缘全缘，两面无毛或有微柔毛，下面脉腋常有髯毛，侧生小叶基部两侧不对称；托叶早落；小托叶钻形。花白色；圆锥花序腋生或顶生；花萼5裂；花冠蝶形，长约1 cm；雄蕊10枚，其中9枚花丝合生。荚果扁平镰刀状，长8～11 cm，宽2.5～3 cm，密生短柔毛。花、果期8～12月。

▶**生境分布**　生于山地林中，沟谷旁，藤茎卧地或缠于树上。分

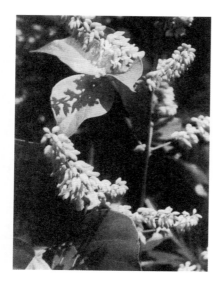

布于我国福建、广东、广西、海南、云南等省（区）；越南等地也有分布。

▶**采收加工** 秋、冬季采收，除去枝叶，趁鲜切片，晒干。用时洗净，切碎。

▶**性味功效** 苦、甘，温。补血，活血，祛风通络。

▶**用量** 10～15 g。

▶**验方** 1. 月经不调：①鸡血藤15 g，益母草、月季花、大叶紫珠叶各10 g。水煎服。②鸡血藤、红穿破石（鼠李科翼核果）各60 g，当归藤、羊耳菊各30 g。水煎服。服药期间，忌食生、冷、酸、辣食物。③鸡血藤15 g，月季花、益母草、羊耳菊各10 g。水煎服。④鸡血藤、土党参、金樱子各30 g，马鞭草15 g，砂仁10 g，生姜3片。水煎服。

2. 月经不调，痛经，闭经：鸡血藤、当归藤各15 g，益母草10 g，香附6 g。水煎服。

3. 闭经：鸡血藤、穿破石各30 g。水煎服。

4. 血瘀闭经：鸡血藤30 g，桃仁、益母草、佩兰各15 g。水煎服。

5. 血虚闭经：鸡血藤60 g，浸米酒250 ml，浸半个月可用，每次服15～30 ml，每日服2～3次。

6. 月经不调或闭经腹痛：鸡血滕15 g，地黄12 g，当归、白芍各10 g，川芎3 g。水煎服。

7. 月经不调，月经量过多，痛经，产后及刮宫后子宫复旧不全：鸡血藤、益母草各60 g。水煎，红糖适量调服。

8. 白带多，腰痛：鸡血藤30 g，金樱子根、千斤拔各15 g。水煎服。

9. 产后风痹：鸡血藤30 g，大风艾根、鸡爪风根（番荔枝科假鹰爪）各15 g，猪骨适量。水煲服。

10. 宫冷不孕：鸡血藤、千斤拔各30 g，巴戟天15 g。水煎服。

11. 月经后期（多属虚寒症）：①鸡血藤、当归藤、十八症（胡椒科光轴苎叶蒟）

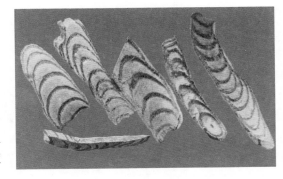

各30 g，鸡肉适量。水煲吃。②鸡血藤30 g，当归藤15 g，艾叶10 g，香附5 g，肉桂3 g（另包，开水焗冲服）。水煎服。

12. 月经先期（多属实热症）：鸡血藤12 g，杜仲15 g，三颗针10 g，黄藤（防己科天仙藤）6 g。水煎服。

13. 产后流血不止，崩漏（属气虚兼血瘀型患者）：鸡血藤、艾叶、土党参各15 g，甘草6 g，百草霜（另包，分2次冲服）、血余炭（另包，分2次冲服）各10 g。水煎，分2次服。

14. 盆腔炎：鸡血藤30 g，千斤拔、金樱子根、功劳木各15 g，穿心莲10 g，两面针根6 g。水煎服。

15. 附件炎：鸡血藤、当归、苦玄参（玄参科）各15 g，五指毛桃30 g。水煎服。

16. 病后体弱或发育较差，经血逐渐减少，头昏心慌，面色萎黄：鸡血藤120 g。水浓煎，加红糖适量调匀，每日分3次温服。

鸡 冠 花

▶ **来源**　苋科植物鸡冠花 *Celosia cristata* L. 的花序。

▶ **形态**　1年生直立草本。全株无毛。茎绿色或带红色，圆柱状，近枝端稍扁阔。单叶互生；叶片长椭圆形或卵状披针形，长5～

鸡冠花

91

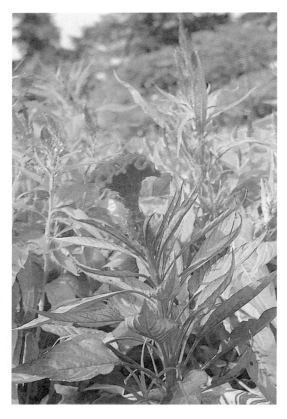

10 cm，宽3～6 cm，边缘全缘。穗状花序顶生，呈扁平鸡冠状、卷冠状或羽毛状，多分枝，中部以下多花；花被片、苞片和小苞片均为红色、淡红色、紫红色、黄色、黄白色、橙色或杂色；花被片5片；雄蕊5枚，花丝合生成短管。果实卵形，长约3 m m，盖裂，包裹在宿存花被内。种子扁平细小，黑色有光泽。花、果期7～10月。

▶**生境分布**　栽培植物。全国各地均有栽培，世界热带和亚热带地区也有栽培。

▶**采收加工**　秋季采收，除去种子和杂质，晒干。用时洗净。

▶**性味功效**　微甘、涩，凉。健脾利湿，凉血，止血，固涩止带。

▶**用量**　16～12 g。

▶**验方**　1. 脾虚白带：鸡冠花、朝天罐根（野牡丹科）各15 g，山药12 g，陈皮3 g。水煎服。如兼有肾虚腰痛者加扶芳藤（卫矛科）15 g，菟丝子10 g同煎服。

2. 湿热带下：白花鸡冠花30 g。水煎服。

3. 赤白带：①鸡冠花25 g，火炭母50 g。水煎，饭前服。②白花鸡冠花30 g。水煎服；或焙干研细粉，每次6～9 g，每日服1～2次，空腹时用开水或黄酒适量送服。体虚者用白花鸡冠花20 g，金樱子肉（金樱子果剖开除净内部的小瘦果）15 g，煨白果肉10粒，水煎服。

4. 白带多：①鸡冠花15 g，白背叶根30 g，猪骨适量。水煲服。②鸡冠花15 g，海螵蛸（墨鱼骨）12 g，扁豆花（白花）6 g。水煎服。③鸡冠花10 g，茵陈、车前草各15 g，土太片（百合科或菝葜科肖菝葜的根状茎）30 g。水煎服。④鸡冠花15 g，金樱子根、杜仲各30 g。水煎冲糖适量服。⑤鸡冠花15 g，一匹绸根（旋花科白鹤藤）30 g，猪骨适量。水煲服。⑥白花鸡冠花30 g。水煎调红糖适量服。⑦白花鸡冠花25 g，猪瘦肉适量。煮食。

5. 月经量过多：①白花鸡冠花焙干研细粉，每次服6 g，每日服2次，空腹时用黄酒适量或温开水送服；或红花鸡冠花30 g。水煎白酒适量调服。②红花鸡冠花25 g，猪瘦肉适量。煮吃，经前3天服。

6. 血热漏下：鸡冠花25 g。水煎服或调白糖适量服。

7. 崩漏（功能性子宫出血）：①红花鸡冠花30 g。水煎，白糖适量调服。②红花鸡冠花晒干研细粉，每次服6 g，每日服2次，空腹时用温开水送服；或用鲜红花鸡冠花25 g。水煎服。③鸡冠花30 g（炒），红糖30 g。水煎当茶饮。严重的可加倍用药量，连服10剂，无不良反应。

青葙花（野鸡冠花）

▶来源　苋科植物青葙 *Celosia argentea* L. 的花序。此外，根（青葙根）也入药。

▶形态　一年生直立草本。茎圆柱状，无毛，绿色或红紫色。单叶可生；叶片长圆状披针形或披针形，长5～8 cm，宽1～3 cm，边缘全缘，两面均无毛。花白色或粉红色；穗状花序圆柱状，顶生，无分枝，长约10 cm，初为淡红色，后变为银白色；苞片、小苞片和花被片干膜质，有光泽，宿存；花被片5片；雄蕊5枚，长3～

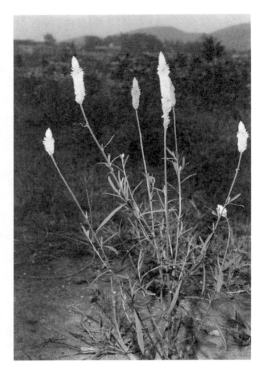

4 mm，花丝基部合生成杯状。胞果卵状椭圆形，盖裂，上部作帽状脱落。种子肾状圆形，黑色，有光泽。花期5～8月，果期6～10月。

▶**生境分布** 生于旷野平原、山坡、丘陵、田边或栽培。分布于我国各省（区），越南、缅甸、泰国、菲律宾、印度、马来西亚、朝鲜、日本、俄罗斯以及非洲热带地区也有分布。

▶**采收加工** 夏、秋季采收，花序除净种子和杂质，根洗净，分别晒干。用时洗净，切段。

▶**性味功效** 苦，微寒。清热利湿，止血，凉血。

▶**用量** 15～30 g。

▶**验方** 1. 月经量过多，白带：青葙花（白色）60 g，猪瘦肉100 g。水煎，服汤食肉。

2. 月经不调：青葙花、倒扣草（苋科土牛膝全草）各30 g，豆腐适量。水炖服。

3. 血崩：青葙花（红色）15 g。水煎服，或与猪瘦肉适量。水炖服。

4. 子宫出血，白带过多：青葙花30 g，海螵蛸15 g，白扁豆花10 g。水煎服。

5. 子宫下垂：青葙根60 g，鸡肉适量。水煲服。

苦 参

▶**来源**　豆科（或蝶形花科）植物苦参 *Sophora flavescens* Ait. 的根。

▶**形态**　草本状小灌木或呈灌木状。嫩枝有疏毛。根圆柱状，黄色。单数羽状复叶互生，小叶6～12对；小叶片椭圆形、卵形或披针形，上面无毛，下面有疏毛或近无毛；有托叶。花白色或淡黄白色；总状花序顶生；花萼5齿；花冠蝶形，旗瓣倒卵状匙形，长13～14 mm，宽5～7 mm，龙骨瓣先端无凸尖；雄蕊10枚，分离。荚果稍四棱形，略呈串珠状，有疏毛或近无毛，成熟时开裂成4瓣。种子深红褐色。花期6～8月，果期7～10月。

▶**生境分布**　生于旷野平地、山坡、路边、灌木林中。分布于我国各省（区），朝鲜、日本、印度、俄罗斯西伯利亚也有分布。

▶**采收加工**　秋季采收，除去杂质，趁鲜切片，晒干。用时洗净，切碎。

▶**性味功效**　苦，寒。清热燥湿，杀虫，利尿。

▶**用量**　5～10 g。

▶**禁忌**　不宜与藜芦同用。

▶**验方**　1. 妇女外阴瘙痒：①苦参30 g。水煎熏洗患处。②苦参、苦楝根皮各30 g。水煎熏洗患处。③苦参30 g，蛇床子15 g，花椒6 g。水煎熏洗患处。④苦参、蛇床子各30 g，黄柏、地肤子各15 g，陈茶叶10 g。煎水坐浴。

2. 滴虫性阴道炎：①苦参、铁苋菜各适量。先用铁苋菜煎水洗净阴道，然后用苦参研成粉末撒入阴道内，每日1次。②苦参适量。水煎洗患处。③苦参60 g，蛇床子30 g。水煎浓汁，温浴阴部，每日2次，连用7～10日。

3. 霉菌性阴道炎：苦参、蛇床子、土茯苓各30 g，黄柏、苦楝根皮各15 g。如分泌物多者，加入枯矾10 g。水煎熏洗患处。

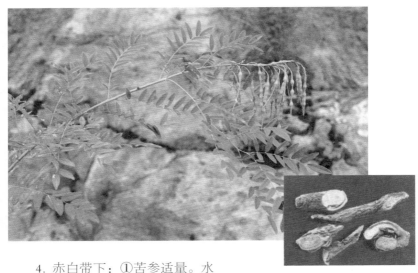

4. 赤白带下：①苦参适量。水煎洗阴部。②苦参12 g，白头翁15 g，黄柏10 g。水煎服。

5. 子宫脱垂：苦参10 g研成细粉煮鸡蛋吃，另取苦参适量煎水洗患处。

6. 宫颈糜烂：苦参、蛇床子各20 g。水煎熏洗患处，每日洗1次。

7. 子宫颈炎，阴道霉菌病：苦参、黄柏、龙胆、龙骨各等量。共研细粉，装入"0"号胶囊，于晚上浴后塞入阴道深处，每日1次，7日为1疗程。

苦 楝 皮

▶来源　楝科植物苦楝 *Melia azedarach* L. 的根皮和树皮。此外，苦楝子（成熟果实中药名）也入药。

▶形态　落叶乔木。根粗壮，外皮红色，断面白色。树皮灰褐色或暗褐色，不规则纵裂。嫩芽和嫩枝有星状柔毛，老枝无毛，有灰白色细点。叶互生，二至三回单数羽状复叶，小叶多；小叶片卵形或椭圆形，长3～7 cm，宽2～3 cm，边缘有锯齿，嫩叶密生星状柔毛，老叶除中脉有毛外，其余均无毛。花淡紫色；圆锥花序腋生；花萼5裂，两面均无毛；花瓣5片，外面有毛；雄蕊10枚，花丝合生成管状。核果卵圆形，直径约1.5 cm，成熟时淡黄色或黄色。花期4～5月，果期10～11月。

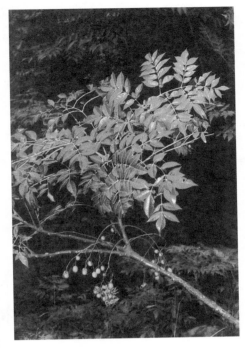

▶生境分布　生于向阳的溪边、池塘边、山脚、村边或栽培。分布于我国陕西、甘肃、河北、河南、山东、浙江、江苏、江西、安徽、湖北、湖南、广东、广西、海南、福建、台湾、四川、云南、贵州等省（区）；印度、越南、缅甸等地也有分布。

▶采收加工　根皮于秋季采收，刮去外皮，以减少毒性；树皮于夏季采收，刮去外层粗皮，分别晒干。果实于冬季采收，除去杂质，晒干。用时洗净，根皮和树皮切丝；果实捣碎。

▶性味功效　苦，寒，有毒。苦楝皮：燥湿，杀虫。苦楝子：杀虫，理气止痛。

▶用量　苦楝皮：10～15 g。苦楝子：3～10 g。

▶禁忌　本品有毒，不可连续多服。二重皮红色或只开花不结果的苦楝树毒性特大，不宜内服。肝炎、肾炎患者和胃及十二指肠溃疡患者也不宜内服。

▶**验方** 1. 滴虫性阴道炎：①苦楝皮30 g。加水5倍，煎20分钟，药液过滤，先用高锰酸钾液冲洗外阴部，擦干，再用带线的浸透药液的纱布棉球1个留置阴道内过夜，次日取出，每日1次，用药5～10次为1疗程。②苦楝皮（或苦楝鲜叶100 g）、火炭母各30 g，鲜大叶桉叶、鲜黄荆叶或牡荆叶各100 g。水煎，坐浴20～30分钟，每日1次，连用5～7日。③苦楝根皮30 g。水煎，熏洗患部，每日1～2次。

2. 霉菌性阴道炎：①鲜苦楝皮100 g，艾叶30 g，防风15 g。水煎，熏洗患处。②鲜苦楝皮、鲜大叶桉叶、鲜黄荆叶或牡荆叶各100 g。水煎，坐浴，每日2次。

3. 乳疮：苦楝根皮6 g，茅莓根、东风桔根（芸香科酒饼簕）各15 g。水2碗煎至1碗，冲米酒少许顿服。

4. 痛经：①苦楝子、香附、川芎、当归各10 g。水煎服。②苦楝子、当归、白芍各10 g，柴胡6 g，红花3 g。水煎服。

茅 莓 根

▶**来源** 蔷薇科植物茅莓 *Rubus parvifolius* L. 的根。

▶**形态** 落叶藤状灌木。茎卧地生长或攀于他物上。根粗壮，圆柱状，表面黄褐色，断面淡黄棕色。茎、叶柄和花梗均有柔毛和钩状刺。单数羽状复叶互生，小叶3片；小叶片菱状卵形或倒卵形，长2.5～6 cm，宽2～6 cm，边缘有浅裂和粗锐锯齿，上面有疏毛，下面密生灰白色柔毛；托叶线形，有毛。花粉红色或紫红色，多朵组成伞房状或短总状花序，顶生或腋生；花萼外面密生柔毛和针刺，5裂，裂片卵状披针形或披针形，顶端渐尖；花瓣5片；雄蕊和雌蕊均多数。果为聚合果，卵球形，红色，无毛或有疏毛，酸甜可食。花、果期5～8月。

▶**生境分布** 生于荒野、路边、向阳山谷、山坡、林边、村边。分布于我国东北三省及陕西、甘肃、宁夏、山西、河北、河南、山东、江苏、浙江、江西、安徽、福建、台湾、湖北、湖南、广东、广

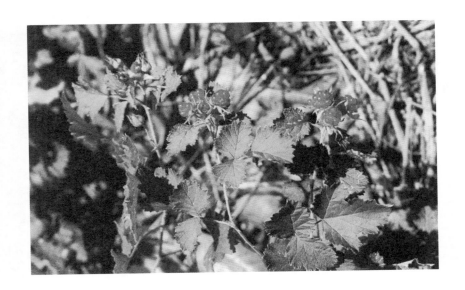

西、海南、四川、贵州等省（区）；朝鲜、日本也有分布。

▶**采收加工**　秋、冬季采收，洗净，趁鲜切片，晒干。用时洗净，切碎。

▶**性味功效**　微苦、涩，微寒。活血，止血，祛瘀，消肿止痛。

▶**用量**　30～60 g。

▶**禁忌**　孕妇忌服。

▶**验方**　1. 白带：鲜茅莓根100 g，鸡蛋2个（去壳整个煮）。水炖服。

2. 白带，血崩：茅莓根60 g，瘦猪肉120 g。水炖服。

3. 产后瘀血腹痛：①茅莓根（或带根全草）60 g，甘草6 g。水煎，冲红糖、黄酒各适量服。②茅莓根30 g，倒扣草（土牛膝）、马鞭草各15 g。水、酒煎服。

4. 子宫乏力性流血（产后子宫复旧不全）：茅莓根、粗叶悬钩子根、鬼画符根（大戟科黑面神）各30 g。炒焦后水煎，冲米酒适量分1～2次服。

5. 功能性或产后子宫出血：茅莓根30 g。水煎，冲红糖30 g服。

6. 血崩（功能性子宫出血）：鲜茅莓根30 g，鲜鬼画符根15 g，鲜五月艾（或艾叶）10 g，鸡肉（去皮）适量。煲服。

7. 月经先后无定期（乱经）：茅莓根、金樱根、益母草、仙鹤草根各15 g。鸡肉适量。煲服。

8. 乳疮（急性乳腺炎）：茅莓根、东风桔根（芸香科酒饼勒）各15 g，苦楝树根6 g。水2碗煎至1碗，冲米酒少许顿服。

9. 习惯性流产（滑胎）：茅莓根、益母草各15 g，知母10 g，生姜、大枣各6 g，乳狗（初生3～5天）1只（去毛及内脏）。共蒸食。

枇 杷 叶

▶**来源** 蔷薇科植物枇杷 *Eriobotrya japonica*（Thunb.）Lindl. 的叶。此外，根皮（枇杷根皮）也入药。

▶**形态** 常绿小乔木。根粗壮。小枝黄褐色，密生锈色或灰棕

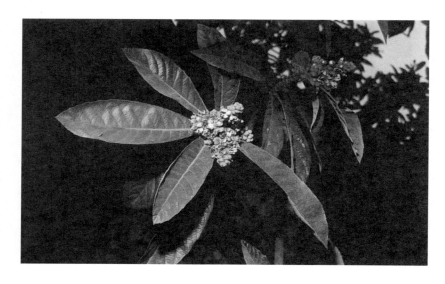

色绒毛。单
叶互生；叶
片披针形、
倒披针形、
倒卵形或椭

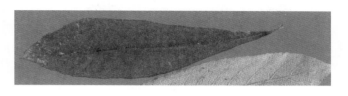

圆状长圆形，长12～30 cm，宽3～9 cm，边缘上部有锯齿，基部全缘，上面无毛，多皱，下面密生灰棕色绒毛，老时仍不脱落；托叶钻形，长约15 cm，有毛。花白色；圆锥花序顶生，总花梗和花梗密生锈色绒毛；萼片5片，有锈色绒毛；花瓣5片，有锈色绒毛；雄蕊20枚；花柱5枚，离生。果肉质，球形或长圆形，直径2～5 cm，成熟时黄色或桔黄色，酸甜可食。种子1～5粒，球形或扁球形，直径1～1.5 cm，褐色，光滑。花期10～12月，果期5～6月。

▶**生境分布**　栽培植物。我国陕西、甘肃、河南、江苏、浙江、江西、安徽、福建、台湾、湖北、湖南、广东、广西、海南、四川、云南、贵州等省（区）有栽培；越南、缅甸、泰国、印度、印度尼西亚、日本等地也有栽培。

▶**采收加工**　叶全年可采收，晒干。根皮秋、冬季采收，洗净，晒干。用时洗净，刷净叶背面的绒毛，分别切丝。

▶**性味功效**　苦、微寒。叶：降逆止呕。根皮：消肿解毒。

▶**用量**　叶：5～10 g。根皮6～30 g。

▶**禁忌**　枇杷种子有毒，误食容易中毒。

▶**验方**　1. 回乳：①枇杷叶（去毛）15 g，牛膝根10 g。水煎服。②枇杷叶15 g。水煎服。

2. 妊娠呕吐：①枇杷叶10 g，竹茹、柑果皮各6 g。水煎服。②枇杷叶10 g，葫芦茶30 g，茯苓12 g，生姜3片。水煎服。③枇杷叶10 g，灶心土30 g，生姜5片。水煎服。

3. 乳腺炎：①鲜枇杷根皮（或树皮）适量。捣烂敷患处。②鲜枇杷根皮（或树皮）、鲜夜香牛（菊科）各适量。捣烂敷患处。

侧 柏 叶（柏树叶、扁柏叶）

▶**来源** 柏科植物侧柏 *Platycladus orientalis*（L.）Franco 的枝梢叶。此外，根（侧柏根）也入药。

▶**形态** 常绿灌木或小乔木。树皮红褐色。嫩枝扁平，老枝圆柱形。叶交互对生；叶片鳞片状；长1～3 mm，先端微钝，紧贴在枝上，排成一平面，两面均绿色。花雌雄同株，球花小，单生于小枝顶端；雄球花黄色，卵圆形，长约2 mm，花药2～4枚；雌球花蓝绿色，有白粉，近球形，直径约2 mm。球果近卵圆形，长1.5～2 cm，成熟前近肉质，蓝绿色，有白粉，成熟后木质，开裂，红褐色。种鳞4对，厚，鳞背有1尖头；种子卵圆形，无翅，棕褐色，顶端微尖，长约5 mm，宽约3 mm。花期3～4月，果熟期10月。

▶**生境分布** 生于山坡、干旱地或肥沃湿润地，或栽培于庭园、寺庙附近、路边、村边、林场。分布于我国内蒙古、吉林、宁夏、辽

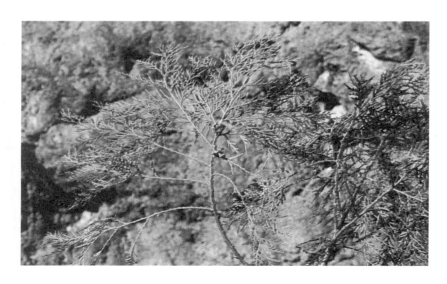

宁、河北、山西、山东、河南、江苏、浙江、江西、安徽、湖北、湖南、陕西、甘肃、福建、广东、广西、四川、贵州、云南、西藏等省（区）；朝鲜等地也有引种栽培。

▶**采收加工**　秋季采收，叶阴干；根洗净，趁鲜切片，晒干。用时洗净，叶切段，根切碎。

▶**性味功效**　苦、涩，微寒。凉血止血。

▶**用量**　6～15 g。

▶**验方**　1. 子宫出血：①侧柏叶、艾叶炭、蒲黄炭各10 g。水煎服。②侧柏叶、艾叶炭各10 g，紫石英（矿物药，另包，先煎）15 g。水煎服。

2. 月经提前，量多色鲜：①侧柏叶30 g，艾叶15 g。水煎服。②侧柏叶炭、棉花种子、艾叶炭各10 g。水煎服。③侧柏叶、生地黄各15 g，墨旱莲、制女贞子、茜草炭各10 g。水煎服。

3. 倒经：①鲜侧柏叶60 g，鲜莲藕两段。共捣烂取汁，加黄酒少许，分2～3次服，每日1剂。②炒侧柏叶、墨旱莲各15 g，藤黄连10 g。水煎服。

4. 月经量过多，经期腹痛：侧柏叶（或侧柏根）60 g，香附30 g。水煎服。

佩　兰（水泽兰、红泽兰）

▶**来源**　菊科植物佩兰 *Eupatorium fortunei* Turcz. 的全草。

▶**形态**　多年生直立草本，全株及花序揉之有香气。茎通常淡紫红色，嫩时有短柔毛，老则无毛。根状茎短而葡匐。单叶对生；叶片通常3裂或茎上部叶不裂，裂片长圆状披针形或倒披针形，长5～10 cm，宽1～2 cm，叶脉羽状，两面无毛、无腺点，边缘有锯齿，齿端有腺点。花小，淡紫红色，组成头状花序钟状，此头状花序排成伞房状生于枝顶；总苞长6～8 mm；总苞片紫红色，顶端钝；全为管状

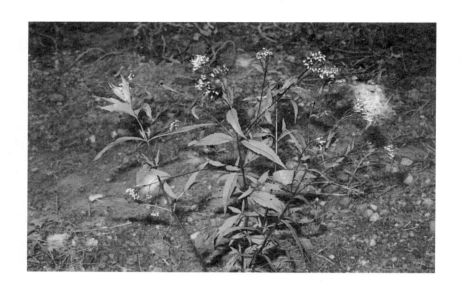

花；花冠管顶部5裂，雄蕊5枚，花药相连。瘦果小，无毛、无腺点，圆柱状，长约3 mm，顶端有白色或浅红色冠毛。花、果期7～11月。

▶**生境分布**　生于溪边、河边较湿润处，原野低洼湿地或栽培。分布于我国陕西、河南、山东、浙江、江苏、江西、安徽、湖北、湖南、广东、广西、四川、云南、贵州等省（区）；日本、朝鲜也有分布。

▶**采收加工**　夏、秋季采收，除去杂质，晒干。用时洗净，切短段。

▶**性味功效**　辛，平。行血散瘀，调经止痛。

▶**用量**　3～10 g。

▶**禁忌**　孕妇及无瘀血者忌服。

▶**验方**　1. 闭经：佩兰100 g，当归30 g，芍药30 g，甘草15 g。共研细粉，每次服10 g，每日服2次，开水送服或米酒适量送服。

2. 产后腹痛：①佩兰30 g，益母草、莪术各15 g，鸭脚艾10 g。水煎服。②佩兰、益母草各10 g，香附6 g。水煎服。

3. 产后水肿：佩兰、防己各10 g，茯苓15 g。水煎服。

4. 痛经：佩兰根15 g。水煎冲红糖服。

5. 月经不调：佩兰、千斤拔、桃仁各10 g，益母草、鸭脚艾各15 g。水煎服。

6. 功能性子宫出血：鲜佩兰叶30 g，鸡蛋2个。将药切碎与鸡蛋（去壳）同煮食。每日1剂，连服2剂。

7. 产后下腹阵痛，恶露多：鲜佩兰60 g。水煎，加红糖适量冲服。

金 银 花（银花）

▶**来源**　忍冬科植物红腺忍冬 *Lonicera hypoglauca* Miq. 的花蕾或带初开的花。

▶**形态**　多年生常绿藤本。茎圆柱形，通常紫红色；嫩枝、叶柄、叶两面中脉、总花梗均密生短柔毛。单叶对生；叶片卵形或卵状长圆形，长5~8 cm，宽2.5~3.5 cm，边缘全缘，下面有桔黄色或桔红色腺点，密生微柔毛。花初开时白色，后变黄色，2朵或多朵生于叶腋，或于小枝顶集合成总状；苞片小，条状披针形，与萼筒几乎等长，边缘有毛；萼筒无毛，5裂，裂片仅边缘有毛；花冠长3.5~4.5 cm，5裂成唇形，外面有微伏毛和桔黄色或桔红色腺点；雄蕊5枚，无毛；花柱无毛。浆果近球形，直径约8 mm，或熟时黑色。花期4~5月，果期7~11月。

▶**生境分布**　生于山地灌木丛中、疏林下、林边。分布于我国浙江、江西、安徽、福建、台湾、湖北、湖南、广东、广西、四川、贵州、云南等省（区）；日本也有分布。

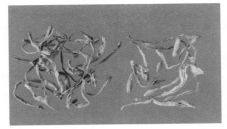

▶**采收加工**　初夏当花含苞待放时采收，用硫黄熏过，晒干。用时洗净。

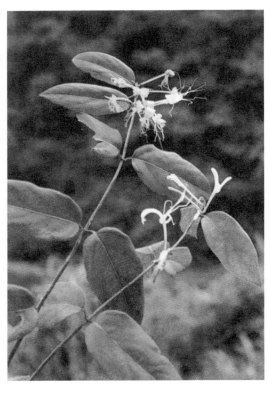

▶**性味功效** 甘，寒。清热解毒，凉散风热。

▶**用量** 6～15 g。

▶**验方** 1. 霉菌性阴道炎：金银花30 g，鲜大叶桉叶250 g。水煎坐浴，每日1～2次。

2. 子宫颈炎：金银花、五倍子、枯矾、甘草各等量。研成细粉，先用30％苏打水棉球擦干创面，涂25％碘酊，再用吹粉器将药粉喷撒于创面上，每周喷药1～2次，5次为1个疗程。

3. 子宫颈糜烂：金银花粗粉1000 g，浸入40％酒精1500 ml，浸48小时后，过滤，滤液煎至400 ml。每日取药液搽局部1～2次，7～12日为1个疗程。

4. 乳腺炎（乳疮、乳痈）：金银花（或鲜金银花叶）、鲜蒲公英各适量。捣烂取汁服，渣敷患处。

5. 急性乳腺炎：①金银花60 g，蒲公英、玄参、当归各30 g。水煎服。②金银花30 g，蒲公英、陈皮各15 g，赤芍10 g，黄芩、甘草各6 g。水煎服。③金银花、蒲公英、紫金牛（紫金牛科）各30 g，红花10 g。水煎服。④金银花、蒲公英各15 g。水煎服；药渣捣烂，趁热敷患处。⑤金银花30 g，蒲公英15 g，柴胡、青皮各10 g。水煎服。

6. 急、慢性乳腺炎：金银花、瓜蒌、蒲公英各15 g。水煎服。

7. 盆腔炎：金银花、车前草、野菊花各15 g，板蓝根（或一点红）、白茅根各25 g，功劳木12 g，陈皮、甘草各5 g。水煎服。连服5～10日，每日1剂。

金 锦 香

▶**来源**　野牡丹科植物金锦香 *Osbeckia chinensis* L. 的全草。

▶**形态**　多年生直立草本，高20～60 cm。茎四棱形，有紧贴糙伏毛。单叶对生；叶片线形、线状披针形或长圆状卵形，长2～4 cm，宽3～8 mm，边缘全缘有毛，两面均有糙伏毛。花浅紫红色或粉红色，数朵排成顶生，无总花梗的头状花序；花萼筒通常红色，有刚毛突起，顶部4裂，裂片间有鳞片；花瓣4片，长约1 cm，倒卵形，有缘毛；雄蕊8枚，通常偏向一侧。蒴果卵状球形，紫红色，顶孔开裂，外面无毛或有少数刚毛突起。种子多数，近似马蹄形，有小疣状体。花期7～9月，果期9～11月。

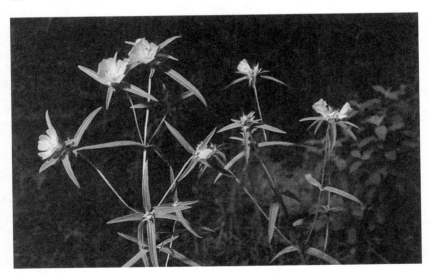

▶**生境分布** 生于荒山草坡、草地、路边、沟边、田边、疏林下、林边阳处。分布于我国浙江、江苏、江西、安徽、福建、台湾、湖北、湖南、广东、广西、海南、贵州、四川、云南等省（区）；越南至澳大利亚各地及日本也有分布。

▶**采收加工** 夏末秋初果期采收，除去杂质，晒干。用时洗净，切碎。

▶**性味功效** 甘、淡、凉。清湿热，解毒，收敛止血。

▶**用量**15～30 g。

▶**验方** 1. 月经不调：①金锦香、虎刺根（茜草科）各30 g，鸡蛋2个（去壳）。水煎服。②金锦香根30 g，益母草10 g。水煎，冲黄酒、红糖各适量服。

2. 产后腹痛：金锦香30 g。水煎服。

3. 赤白带下：①金锦香根30 g（鲜品60 g），猪瘦肉120 g。水炖，服汤食肉。②金锦香根60 g。酒、水煎服。

金 樱 子

▶**来源** 蔷薇科植物金樱子 *Rosa laevigata* Michx. 的成熟果实。此外，根（金樱子根）也入药。

▶**形态** 常绿攀缘灌木。小枝有散生的锐刺，无毛，嫩时有腺毛。根粗壮，外皮黑褐色，切断面褐红色。单数羽状复叶互生，小叶通常3片；小叶片椭圆状卵形、倒卵形或披针状卵形，边缘有锯齿，两面均无毛；托叶离生或基部与叶柄合生，边缘有细齿，早落；叶轴和叶柄有锐刺和腺毛。花白色，直径5～7 cm，单朵生于叶腋；花梗和萼筒密生针刺；萼片5片，边缘全缘，直立；花瓣5片；雄蕊和雌蕊均多数。果梨形或倒卵形，外面有细刺，萼片宿存，成熟时红黄色，内有多数坚硬的小瘦果。花期4～6月，果熟期11～12月。

▶**生境分布** 生于向阳山坡、荒地、田边、溪边灌木丛中。分布

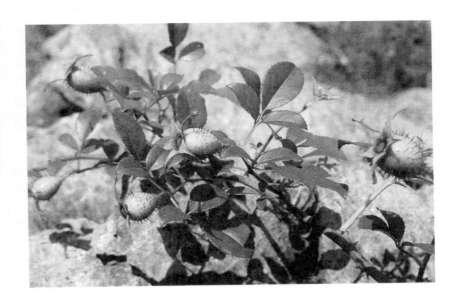

于华东、华中、华南、西南各省（区）及陕西、台湾。

▶**采收加工**　根秋季采收，除去杂质，趁鲜切片，晒干，用时洗净，切碎。果11～12月采收，撞去外面的刺，蒸后晒干，用时洗净，切碎；如切开后除净内面有绒毛的多数坚硬瘦果称金樱子肉。

▶**性味功效**　金樱子：酸、甘、涩，平。强壮，收敛，补血。金樱子根：酸、涩，平。收敛，活血。

▶**用量**　果：10～15 g。根：30～60 g。

▶**验方**　1. 肾虚带下：①金樱子60 g。水煎服。②金樱子、桑螵蛸各10 g，山药15 g，白果5粒。水煎服。③金樱子根、杜仲（或红杜仲）各30 g，白鸡冠花15 g，糖适量。水煎服。

2. 白带：①金樱子根、白背叶根各30 g。水煎服。②金樱子根100 g，鸡肉适量。煲服。

3. 崩漏，白带过多：①金樱子根50 g，地榆（醋炒）15 g。水煎服。②金樱子根100 g，猪瘦肉120 g（或墨鱼1只）。水炖，服汤食肉。

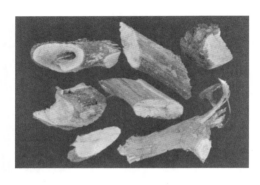

4．功能性子宫出血：金樱子根、仙鹤草各30 g，百草霜（烧草木的锅底黑灰）6 g。水煎服。

5．月经量过多：金樱子根、炒艾叶、鸡血藤各30 g，益母草60 g。水煎服，或加瘦猪肉或鸡蛋同煮服。

6．月经不调：金樱子、鸡血藤、土党参各30 g，马鞭草15 g，砂仁10 g，生姜3片。水煎服。

7．闭经：金樱子根60 g，艾叶、无患子寄生各30 g，香附10 g，糖适量，水煎服。

8．子宫下垂：①金樱子根、桃金娘根、白背叶根、红蓖麻根各60 g，升麻6 g。水煎服。②金樱子根、红蓖麻根各120 g，鸡肉适量。煲服。③金樱子根100 g。水浓煎加红糖适量服。④金樱子根15 g，土党参30 g，白胡椒3 g，红枣10枚。水煎，冲甜酒服。⑤金樱子根60 g。水煎，冲甜酒服或与鸡肉适量煲服。兼有腰痛者，加狗脊60 g同煎。子宫脱出部分已干硬或糜烂者，用干净的茶油或花生油涂局部。⑥金樱子根60 g，倒触伞（蔷薇莓根）30 g，鸡肉适量。煲服。⑦金樱子根、万寿木根（枳椇根）各60 g，鸡肉适量。煲服。⑧金樱子、黄芪各30 g，当归10 g，升麻6 g。水煎服。⑨鲜金樱子根500 g。水煎成1000 ml，局部湿敷患处，每日3次。⑩金樱子根60 g，鲜蓖麻根30 g，猪骨适量，煲服；同时取鲜蓖麻叶适量，捣烂敷头顶（百会穴）约20分钟。

9．习惯性流产：金樱子肉500 g，三花酒2500 ml。金樱子肉先经十蒸九晒至黑色，味甜为度，再加入酒浸7～10日可用。妊娠后即服，早晚各服15～30 ml，连用8个月。本方温补，非虚寒者慎用。

10．月经不调，痛经，闭经，产后恶露不净：鲜金樱子根60 g，鲜益母草、鲜何首乌各30 g。水煎，对米酒服。

11. 月经先后无定期（俗称乱经）：金樱子根、益母草、仙鹤草根、茅莓根各15 g，鸡肉适量。煲服。

12. 盆腔炎：金樱子根、千斤拔、功劳木各15 g，鸡血藤30 g，穿心莲10 g。水煎服。

鱼 腥 草

▶**来源**　三白草科植物蕺菜 *Houttuynia cordata* Thunb. 的地上部分。

▶**形态**　多年生直立草本，揉之有浓烈的鱼腥臭气。根状茎横卧地下，白色，节环状，节上生根。茎无毛或节上有毛。单叶互生；叶片卵形或阔卵形，长4～10 cm，宽2.5～6 cm，边缘全缘或波状，两面无毛或有时叶脉有毛，下面通常紫红色，有腺点；叶柄远短于叶片，无毛；托叶下部与叶柄合生成鞘，通常有毛。花小，淡黄色，聚集成

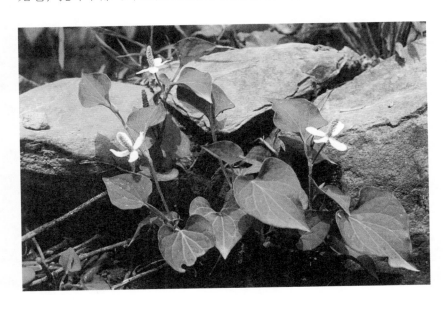

稠密的穗状花序生于枝顶或与叶对生，花序长约2 cm，基部有4片白色花瓣状的总苞片；无花被片；雄蕊3枚。蒴果近球形，顶端开裂。花、果期4～7月。

▶**生境分布** 生于湿润的溪边、田边、园边、林下。分布于我国西南、华中、华南、华东各省（区）及西藏、陕西、甘肃，亚洲东部和东南部也有分布。

▶**采收加工** 夏季采收，洗净，鲜用或晒干。用时洗净，切短段。

▶**性味功效** 辛，微寒，有小毒。清热利湿，消肿解毒。

▶**用量** 15～25 g。不宜久煎，应后下。

▶**验方** 1. 湿热白带：①鲜鱼腥草100 g（干品60 g），三白草根30 g，猪瘦肉120 g。水煎，服汤食肉，饭前服。②鱼腥草、泽泻、荷花、白及各15 g。水煎服。③鱼腥草30 g。水煎服。

2. 产妇乳汁过少：鱼腥草、王不留行（薜荔果）、蒲公英各30 g。水煎服。

3. 子宫下垂：鱼腥草、倒扣草（苋科土牛膝）、葛根各15 g，山螺6 g（烧存性）。水煎服。

泽 兰（地笋、毛叶地瓜儿苗）

▶**来源** 唇形科植物硬毛地笋 *Lycopus lucidus* Turcz. var. *hirtus* Regel 的全草。

▶**形态** 多年生直立草本。地下根状茎横生，肉质，白色，节明显，节上生须根，有时末端膨大成小块根。茎四方形，密生小硬毛。单叶对生；叶片披针形或长圆状披针形，长4～8 cm，宽1～2.5 cm，边缘有毛和尖锐锯齿，上面密生刚毛状硬毛，下面有腺点，叶脉上有刚毛状硬毛；叶柄极短或近于无柄。花白色，无柄，轮生于叶腋内；花萼5齿，齿尖有毛；花冠唇形，长约5 mm；能育雄蕊2枚。小坚果倒卵状四边形，长约1.6 mm，宽约1.2 mm，有腺点。花期6～9月，果期

8～11月。

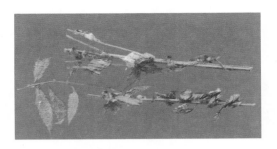

▶**生境分布** 生于沼泽地、低洼湿地、沟边、水边。分布于我国黑龙江、辽宁、吉林、陕西、甘肃、宁夏、内蒙古、山西、河北、河南、山东、江苏、浙江、江西、安徽、福建、台湾、湖北、湖南、广东、广西、海南、四川、贵州、云南等省（区）；俄罗斯、日本等地也有分布。

▶**采收加工** 夏、秋季采收，洗净，晒干。用时洗净，切短段。

▶**性味功效** 苦、辛，微温。活血破瘀，通经行水。

▶**用量** 6～12 g。

▶**验方** 1. 闭经，产后瘀血腹痛：①泽兰、当归、赤芍各10 g，甘草6 g。水煎服。②泽兰、当归各10 g，益母草15 g，红花5 g。水煎服。

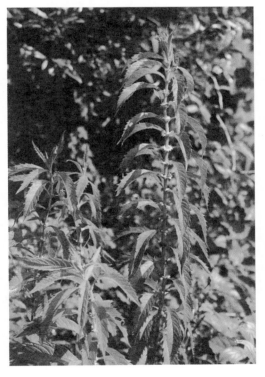

③泽兰、当归、白芍、干地黄各10 g。水煎服。

2. 倒经：泽兰、当归各15 g，牡丹皮、大田基黄（报春花科星宿菜）各20 g。水煎服。

3. 痛经：泽兰、木防己（防己科）各15 g，延胡索12 g，香附10 g。水煎服。

4. 产后小便淋漓，浮肿：泽兰、防己（防己科粉防己）各15 g。水煎服。

5. 产后瘀血腹痛，月经不调，痛经：泽兰10 g，益母草、香附各12 g。水煎服。

6. 产后子宫收缩不良：泽兰30 g。水煎，砂糖适量调服。

茜 草

▶**来源** 茜草科植物茜草 *Rubia cordifolia* L. 的根。

▶**形态** 多年生攀缘草本。根细长圆柱形，外表红褐色或红棕色，断面红色或淡红色。茎四方形，有倒生的小刺。单叶，通常4片轮生（其中2片为叶状托叶）；叶柄长，有倒生小刺；叶片卵状心形或狭卵形，长2～9 cm，宽1～4 cm，边缘全缘，有微小疏刺，有5条基出脉，上面粗糙，下面中脉上有倒生小刺。花淡黄色，聚伞花序生于枝顶或叶腋，萼齿不明显，花冠5裂，雄蕊5枚。果圆球形，直径约6 mm，红色，后变黑色。花、果期8～10月。

▶**生境分布** 生于山地林边、荒山草丛或沟边灌木丛中。我国大部分省区有分布，亚洲热带地区以南至澳大利亚等地也有分布。

▶**采收加工** 秋季采，除去杂质，晒干。用时洗净，切片。

▶**性味功效** 苦，寒。凉血活血，祛瘀通经。炒炭：止血。

▶**用量** 10～15 g。

▶**验方** 1. 月经困难，闭经：①茜草、当归各10 g。水煎，睡前冲黄酒适量温服。②茜草15 g。水煎，调红糖服或用米酒适量调服。③茜草、当归、牛膝各10 g。水煎服或用黄酒适量冲服。④茜草、海螵蛸（墨鱼骨、乌贼骨）各等量。研粉，每次服10 g，每日服2次，鲍鱼汁送服。

2. 月经量过多：
①茜草10 g。水煎服，连服3日。②茜草15 g，艾叶、侧柏叶、生地黄各10 g。水煎服。③茜草30 g。水煎，加入黄酒、红糖各30 g调服。连服2～3日。④茜草、地榆炭、莲房炭、小蓟各10 g。水煎服。

3. 痛经，闭经：
①茜草30 g，丹参10 g。水煎服。②茜草30 g。水煎，调红糖适量服。

4. 血崩：①茜草炭（茜草炒至表面黑色）、仙鹤草各15 g，地榆炭、棕榈

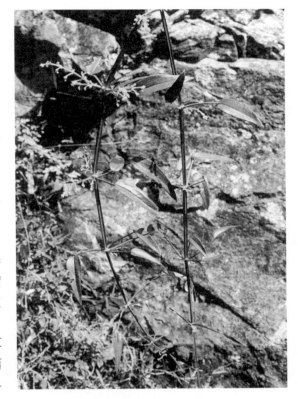

炭各12 g。水煎服或加入鸡蛋煮服。②茜草10 g，地榆、栀子、七星剑（石香薷）各15 g。各药均炒黑，水煎，加米醋1小杯调服。③茜草炭10 g，海螵蛸（墨鱼骨）、牡蛎各15 g。水煎服。

5. 肾虚崩漏带下：茜草炭、海螵蛸各10 g，补骨脂、龙骨各15 g。水煎服。

6. 崩漏：茜草炭、侧柏叶、仙鹤草、生地黄、牡丹皮各15 g。水煎服。

荠 菜

▶来源　十字花科植物荠 *Capsella bursa-pastoris*（L.）Medic. 的全草。

▶形态　一年生直立草本。茎有白色短柔毛。早春，茎短不明显，嫩叶平铺地面。基生叶丛生呈莲座状，有叶柄；叶片倒披针形，长约12 cm，宽约2.5 cm，羽状深裂或不规则浅裂，顶裂片较大，卵形或长圆形，长5～30 mm，宽2～20 mm，侧裂片较小，长5～15 mm，边缘有锯齿或浅裂或近全缘；茎生叶互生，狭披针形，无柄，基部抱茎，两面均有毛，边缘有锯齿。花白色；总状花序顶生；萼片4片；花瓣4片，分离，成"十"字形排列；雄蕊6枚。短角果倒三角形或倒心状三角形，扁平，无毛，顶端微凹。花、果期4～6月。

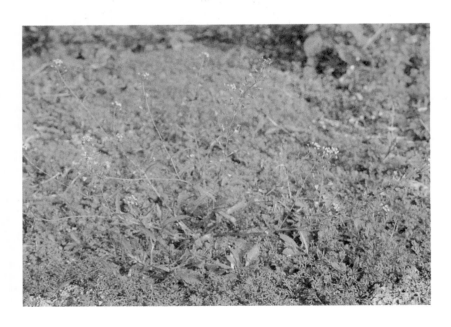

▶**生境分布** 生于荒野、田边、路边、山坡、村落和城镇庭院空地。分布几乎遍布全国；全世界温带地区也有分布。

▶**采收加工** 4～5月采收，除净杂质，晒干。用时洗净，切碎。

▶**性味功效** 微苦，平。凉血，止血，和胃，利尿，清热平肝。

▶**用量** 15～30 g。

▶**验方** 1. 产后出血：荠菜60 g，水煎服。

2. 产后子宫出血，月经量过多：①荠菜、仙鹤草各60 g。水煎服。②荠菜30 g，蒲黄10 g。水煎服。

3. 产后子宫出血，产后腹痛，月经量过多：鲜荠菜33 g，鲜益母草15 g，当归12 g，丹参10 g。水煎服。

4. 白带，月经量过多：鲜荠菜30 g，猪瘦肉120 g（或墨鱼60 g）。水煮服。

5. 功能性子宫出血：荠菜、益母草各30 g。水煎服。

6. 崩漏：①荠菜花30 g。水煎服。②荠菜花30 g，当归12 g，丹参6 g。水煎服。

7. 产后小腹痛：鲜荠菜、红糖各60 g。放锅内炒香，水煎服。

8. 血热漏下：荠菜、仙鹤草各30 g。水煎服。

9. 月经量过多：荠菜60 g，鸡肉适量。水煲食。

荔 枝 干

▶**来源** 无患子科植物荔枝 *Litchi chinensis* Sonn. 的干燥成熟果实。此外，根（荔枝根）、种子（荔枝核）、外果皮（荔枝壳）也入药。

▶**形态** 常绿乔木。根粗壮。嫩枝有微柔毛。双数羽状复叶互生，小叶2～4对；小叶片长圆形或长圆状披针形，长6～12 cm，宽2～4 cm，边缘全缘，两面均无毛，下面粉绿色。花小，淡黄色或青白色，杂性；圆锥花序顶生，花序轴上有黄绒毛；花萼杯形，边缘浅波状；花瓣缺；雄蕊8枚，花丝分离，有毛。核果球形或卵形，直径约

117

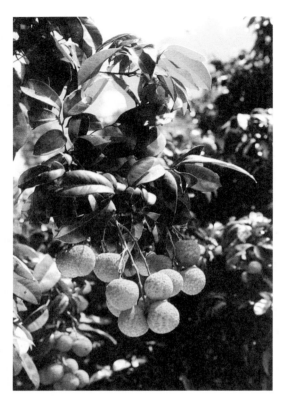

3 cm，外果皮有瘤状凸起，成熟时红色。种子1颗，长圆形，褐色，平滑。假种皮（荔枝肉）白色、肉质，多汁，半透明，将种子包住，易与种子分离。花期2～3月，果熟期6～7月。

▶**生境分布**　栽培植物。福建、台湾、广东、广西、海南、云南、四川等地有栽培。

▶**采收加工**　荔枝干于夏季果实成熟时采，开水烫过晒干或烘干。荔枝核于果实成熟时采，取出种子，洗净晒干。荔枝壳于果实成熟时采，剥取红色的外果皮，晒干。荔枝根于秋、冬季采，洗净，趁鲜切片，晒干。用时洗净。

▶**性味功效**　荔枝干：甘，温。补脾养血，止血。荔枝核：甘、微苦，温。理气止痛，止血。荔枝根和荔枝壳：涩，温。止血，活血，通经。

▶**用量**　荔枝干：5～10枚。荔枝根：15～30 g。荔枝核、荔枝壳：5～10 g。

▶**禁忌**　无寒湿滞气者忌服荔枝核。阴虚火旺者慎服荔枝。

▶**验方**　1. 月经量过多：①荔枝干7枚，地榆（炒）20 g。水煎服。②荔枝干7枚，艾叶（炒）30 g。水煎服。

2. 血崩：①荔枝干（或荔枝木皮100 g）10枚，百草霜15 g。水煎服。②荔枝干10枚，桃金娘果（或桃金娘叶）60 g。加大米少许共炒至米焦，水煎服。③荔枝壳（烧灰存性）研末。每次服6 g，空腹时米酒调服。

3. 漏经：荔枝核30 g，仙鹤草、艾叶各15 g。水煎服。

4. 闭经，乱经：荔枝根60 g，瘦猪肉适量。水煲服。

柚　皮（柚子皮）

▶**来源**　芸香科植物柚 *Citrus maxima*（Burm.）Merr. 的成熟果皮。此外，叶（柚叶、柚子叶）也入药。

▶**形态**　常绿乔木。嫩枝扁形，有柔毛。叶互生，单小叶；叶片阔卵形或椭圆形，连翼叶长9～16 cm，宽4～8 cm，或更大，顶端钝或圆，基部圆，对光可见许多油点，揉烂有香气，翼叶倒三角形，长2～4 cm，宽0.5～3 cm，下面有毛或至少沿中脉有毛。花蕾淡紫红

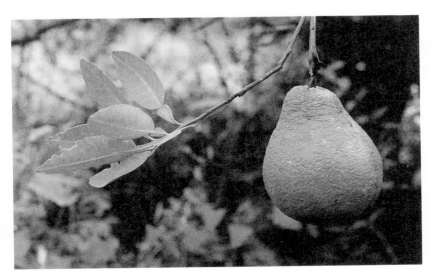

色；花开时白色，单朵或数朵排成总状花序；花梗有毛；花萼3～5浅裂，有毛；花瓣通常4片，长1.5～2 cm；雄蕊25～35枚，花丝合生束；子房有毛。果圆球形、梨形、扁球形或阔圆锥状，横径10 cm以上，油胞大，凸起，果皮厚，海绵质，瓤囊10～15瓣，汁胞白色或粉红色，味甜或酸（味酸的称酸柚）。种子似长方形。花期4～5月，果熟期9～12月。

▶**生境分布**　栽培植物。长江以南各省（区）均有栽培，东南亚各地也有栽培。

▶**采收加工**　秋、冬季采果，剖开，取果皮晒干。叶全年可采，随用随采。用时洗净，果皮切薄片。

▶**性味功效**　苦、辛，温。散寒止痛，行气化痰，解毒消肿。

▶**用量**　果皮：10～15 g。鲜叶：30～60 g。

▶**验方**　1. 产后腹痛：①柚皮30 g。水煎服。②柚皮、益母草各15 g。水煎服。

2. 妊娠呕吐：①柚皮10 g。水煎服。②柚皮10 g，灶心黄土60 g。先将灶心黄土煅红，用开水冲入，取澄清液煎柚皮饮服。

3. 产后出血不止：鲜柚叶、鲜枫香树叶（金缕梅科）各适量，煅炭（存性）研细粉，每次服6～10 g，酒、水各半送服。

4. 乳疮（乳腺炎）：①鲜柚叶适量切碎，生葱头60～100 g捣烂，共调匀，加酒炒热，用小巾包住熨患处或煎水洗患处。②拳头大的酸柚1个。煨热熨患处（注意防止熨伤皮肤）。③柚皮、香附、延胡索各10 g。水煎服，药渣捣烂敷患处。

5. 产后脾气不利，小便不通：柚皮、茯苓各10 g。水煎服。

砂 仁

▶ 来源　姜科植物砂仁 *Amomum villosum* Lour. 的成熟果实。

▶ 形态　多年生直立草本，高1.5～3 m。根状茎圆柱形，横走，有环状节，节上有鳞片，棕色。茎圆柱形，有叶鞘。单叶互生，无柄或近无柄，排成2列，搓烂有香气；叶片长披针形，长25～40 cm，宽3～7 cm，先端尾尖，基部渐狭，边缘全缘，两面均无毛；叶鞘抱茎；叶舌半圆形，长3～5 mm，淡棕色。花白色；穗状花序由根状茎抽出；苞片长椭圆形；花萼管3裂；花冠管长约1.8 cm，3裂，唇瓣倒卵形，白色，中部有淡黄色或红色斑点，基部有柄；发育雄蕊1枚。蒴果椭圆形，长1.5～2 cm，宽1.2～2 cm，成熟时红紫色，干后褐色，表面密生软刺。种子有浓烈香气，集结成团，嚼之味辛凉。花期5～6月，果熟期8～9月。

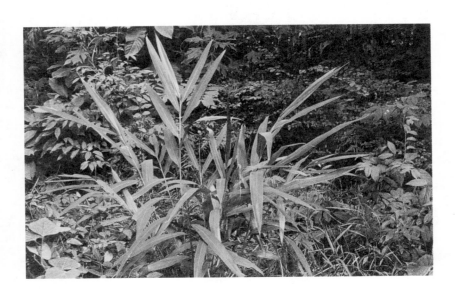

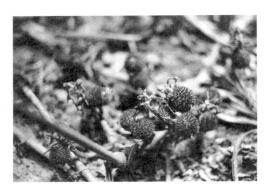

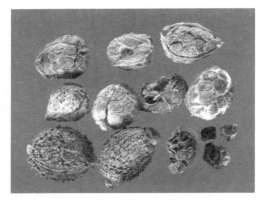

▶**生境分布** 生于山谷林下湿润地或栽培。分布于我国广东、广西、海南、福建、云南等省（区）；越南等地也有引种栽培。

▶**采收加工** 秋季果熟时采收，晒干或微火焙干。用时洗净，捣碎。

▶**性味功效** 辛，温。理气安胎，化湿开胃，温脾止泻。

▶**用量** 3～6 g。入煎剂宜后下。

▶**验方** 1. 妊娠胃虚气逆，呕吐不食：①砂仁研细粉，每次服6 g，入生姜自然汁少许，沸开水调服；或入生姜自然汁少许，米汤冲服。②砂仁、陈皮各5 g，党参、茯苓、白术各12 g，香附10 g，炙甘草6 g，生姜3片。水煎服。

2. 胎动不安：①砂仁、陈皮、紫苏梗各6 g。水煎服。②砂仁、艾叶、桑皮各6 g，香附、紫苏梗各10 g。水煎服。③砂仁、艾叶各3 g，白术、黄芩、甘草各6 g，益母草、香附各1.5 g。水煎服。

3. 产后腹痛：砂仁15 g。水煎服。

4. 月经不调：砂仁10 g，金樱子、鸡血藤、土党参各30 g，马鞭草15 g，生姜3片。水煎服。

香 附（香附子）

▶**来源** 莎草科植物莎草 *Cyperus rotundus* L. 的块茎。

▶**形态** 多年生草本。地下有细长的匍匐根状茎，其末端有纺锤形或椭圆形的块茎（即香附），长1.5～3.5 cm，直径0.5～1 cm，外皮紫褐色或灰黑色，有5～10个环形节，节上生棕褐色或黑褐色毛状物，有香气。茎直立，三棱形。叶基部丛生；叶鞘包于茎秆上；叶片狭条形，长10～20 cm，宽约3 mm，有平行脉。复穗状花序，在茎顶排成伞状，基部有2～4片叶状总苞；小穗线形；花被退化；雄蕊3枚。瘦果三棱形。花、果期5～11月。

▶**生境分布** 生于菜园、草地、耕地、沟边、河滩。分布于我国华北、华东、中南各省（区），世界各地也有分布。

▶**采收加工** 秋、冬季采收，燎去毛须，置沸水中略煮或蒸透后晒干，或燎后直接晒干。用时洗净，碾碎。

▶**性味功效** 辛、微苦、微甘、平。理气解郁，调经止痛。

▶**用量** 6～10 g。

▶**验方** 1. 痛经，月经不调：①香附、益母草各12 g，丹参15 g，白芍10 g。水煎服。②香附、当归、延胡索各10 g，川芎3 g。水煎服。③香附10 g，益母草15 g。水煎服。④炒香附、益母草各30 g，鸡血藤、月季花根各15 g。水煎服。⑤香附、黑老虎根、藿香、丹皮各12 g。水煎服。

2. 产后恶露不止：香附20 g，益母草、墨旱莲各30 g。水煎调糖服。

3. 月经不调，经来

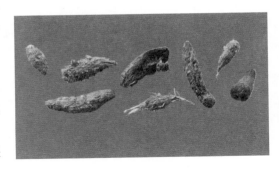

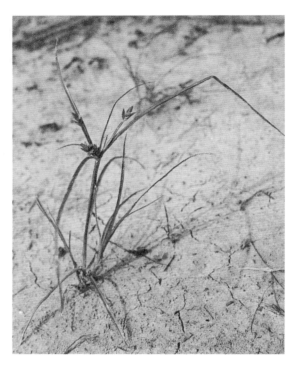

延迟，小腹胀痛，有紫色瘀块：香附、当归、炒白芍各10 g，乌药6 g，川芎5 g，艾叶3 g。水煎服。

4. 气滞，月经不调，腹痛：①制香附30 g。水煎调红糖服。②制香附、黑豆各30 g。水煎调米酒及红糖适量服。

5. 气滞痛经，乳房胀痛：香附、当归各15 g，艾叶10 g。水煎服。

6. 闭经：①制香附30 g，益母草15 g。加水浓煎，调红糖服。②香附15 g，益母草3 g，土鳖虫9 g，桃仁6 g，白豆蔻5 g。水煎服。

7. 产后流血过多，血崩：香附炭、荷叶炭各10 g，地榆15 g。水煎服。

8. 产后腹痛：炒香附15 g。研末冲酒服。

9. 妊娠呕吐（妊娠恶阻）：香附6 g，藿香10 g，甘草3 g。水煎服。

10. 妊娠水肿：香附、天仙藤（马兜铃茎叶）各10 g，陈皮、甘草各6 g，乌药、紫苏、生姜各5 g。水煎服。

11. 产后瘀血结块作痛：香附、南五味子根、黄花捻根各3 g，当归6 g，艾叶2 g。米酒炖服。

12. 乳腺炎：鲜香附、鲜酢浆草、鲜积雪各适量，红糖少许。共捣烂，敷患处。

13. 月经先期：香附、黄芩各10 g，牡甩皮6 g。水煎服。

14. 月经后期或先期，经行小腹胀痛：制香附30 g，丹参60 g，炒茴香15 g。共研细粉，经前经后每日早、晚用黄酒适量冲服10 g。忌吃生冷食物。

15. 功能性子宫出血、淋漓小断、小腹疼痛：香附、炒五灵脂、醋炒延胡索各12 g，煅海螵蛸5 g。共研细粉，每次服10 g，每日服2次，黄酒送服。忌吃生冷食物。

香椿白皮（香椿皮、椿白皮）

▶**来源** 棟科植物香椿 *Toona sinensis*（A.Juss.）Roem. 的树皮或根皮的韧皮部。

▶**形态** 落叶乔木。根粗壮，外皮黑色。树皮赭褐色。枝无毛或幼时有微柔毛。叶揉烂有香气。双数羽状复叶互生，有小叶14～28片，小叶对生或互生；小叶片卵状披针形、卵状长圆形或披针形，长6～17 cm，宽2.5～4 cm，基部偏斜，边缘有疏锯齿，少有全缘，两面无毛或幼时稍有毛。花白色；圆锥花序顶生，下垂，与叶等长或更长，少有短于叶；花萼杯状5齿裂，有毛；花瓣5片；能育雄蕊5枚，退化雄蕊5枚。蒴果狭椭圆形，长1.5～2 cm，

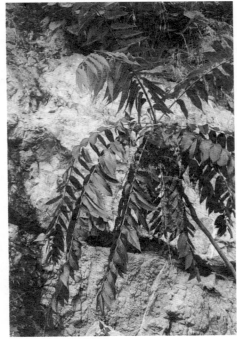

褐色，5瓣开裂。种子扁平椭圆形，上端有膜质长翅。花、果期6～11月。

▶**生境分布** 生于疏林中、村边、路边或栽培。分布于我国河北、山西、陕西、内蒙古、河南、山东、江苏、浙江、江西、安徽、福建、台湾、湖北、湖南、广东、广西、海南、四川、贵州、云南等省（区）；朝鲜等地也有分布。

▶**采收加工** 树皮于春季采，晒干；根皮于秋季采，洗净，刮去外面黑皮，晒干。用时洗净，切丝。

▶**性味功效** 苦，涩，凉。清热燥湿，收敛，涩肠，止血。

▶**用量** 6～15 g。

▶**验方** 1. 白带：①香椿白皮60 g。水煎服。②香椿白皮、白芍、黄柏、高良姜各等量。共研细粉，用粥浆调和为丸如绿豆大，每次服10 g，每日服2次。③香椿白皮、当归藤、鸡血藤、仙茅各10 g，瘦猪肉适量。加生盐少许，水煲服。

2. 月经不调：香椿白皮、益母草、香附、茅莓根、陈艾叶炭（煅存性）各10 g。水煎服。

3. 产后腹痛：①香椿根60 g。水煎服。②香椿白皮、益母草各30 g。水煎服。

鬼画符根（黑面叶根）

▶**来源** 大戟科植物黑面神 *Breynia fruticosa*（L.）Hook.f. 的根。嫩枝叶（鬼画符叶或黑面叶）也入药。

▶**形态** 灌木，通常高1～2 m。全株均无毛。根粗壮，圆柱形，表面棕红色，断面淡黄色。小枝压扁状。单叶互生；叶片革质，卵形、宽卵形或菱状卵形，长3～6 cm，宽2～3.5 cm，顶端钝或急尖，边缘全缘，上面深绿色，常见少数叶面有灰白色条状或块状斑纹（昆虫爬过后留下的痕迹），下面粉绿色，干时变黑色；托叶三角状披针形。花黄绿色，单朵或2～4朵簇生于叶腋内；花单性，雌雄同株。雄花：花萼6齿裂；雄蕊3枚，合生成柱状；雌花：花萼6浅裂，结果时增大1倍，呈盘状。蒴果圆球形，直径约7 mm，生于盘状宿存花萼上。花、果期4～12月。

▶**生境分布**　生于山岗、坡地、溪边、村边、路边、平地旷野、林边。分布于我国福建、浙江、广东、广西、海南、四川、云南、贵州等省（区）；越南等地也有分布。

▶**采收加工**　秋、冬季采根，除去杂质，晒干。夏季采叶，晒干。用时洗净，根润透，切片。

▶**性味功效**　微苦、涩、凉。有小毒。清热解毒，止血，镇痛，收敛。

▶**用量**　15～30 g。

▶**禁忌**　孕妇忌服。

▶**验方**　1. 产后子宫收缩痛：①鬼画符根15～30 g。水煎服。

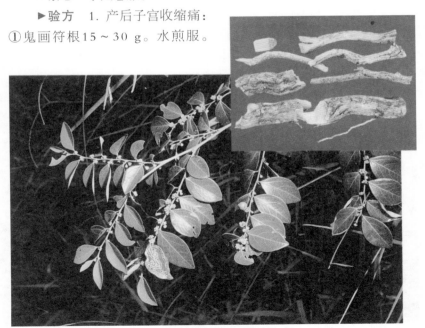

②鬼画符根、益母草各15～30 g。水煎服。

2. 乳疮初起：①鬼画符根15～30 g。水煎，冲米酒适量服。②鲜鬼画符叶、鲜夜香牛各60 g（干品30 g）。水煎服。另取鲜鬼画符叶、鲜夜香牛各适量，加生盐少许共捣烂敷患处。

3. 阴道炎，外阴瘙痒：①鬼画符叶适量。水煎，坐浴冲洗阴道，每日1次。②鬼画符叶、乌桕嫩枝叶各适量。水煎，坐浴或冲洗阴道，每日1次，洗后另用鬼画符叶和乌桕叶各等量研细粉喷入阴道内。

穿 破 石

▶来源　桑科植物葨芝 *Cudrania cochinchinensis*（Lour.）Kudo et Masam. 的根。

▶形态　常绿有刺灌木。全株含白色乳状液汁。根粗壮，外皮褐色，内部黄色，成层脱落。根皮和茎皮纤维发达。枝有粗壮锐刺，刺长5～15 mm，有时长达3 cm。单叶互生；叶片倒卵形、椭圆状倒卵形或倒披针状长圆形，长3～12 cm，宽1.5～5 cm，边缘全缘，两面均无毛，侧脉纤细，多数，在下面不明显；叶柄长0.3～1.6 cm。花小，黄绿色，组成头状花序近球形，单个或2个生于叶腋；花被4片；雄蕊4枚。聚花果近球形，粉绿色，有毛，肉质多汁，成熟时黄红色，直径3～5 cm，酸甜可食。初夏开花，秋季果熟。

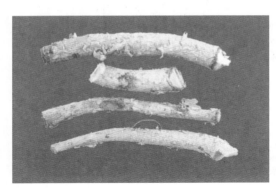

▶生境分布　生于旷野灌木丛中、山谷林边、溪边、村边、路边或石山上。分布于我国浙江、江西、安徽、福建、湖南、广东、广西、海南、云南、贵州

等省（区）；亚洲南部和东南部至澳大利亚以及非洲东部等地也有分布。

▶**采收加工** 秋、冬季采收，洗净，趁鲜切片，晒干。用时洗净，切碎。

▶**性味功效** 微苦，微凉。活血散瘀，凉血祛风。

▶**用量** 15～30 g。

▶**禁忌** 孕妇禁用。

▶**验方** 1.经期腹痛：穿破石、益母草各15 g，吴茱萸根、小毛蒌各10 g，猪骨适量。水煲服。

2.血滞闭经：穿破石30 g，八角莲（小檗科）10 g。水煎服。

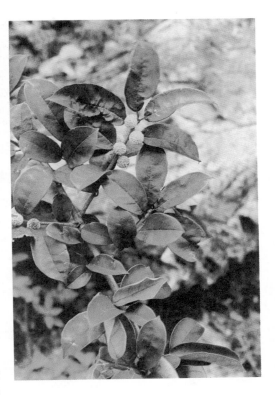

3.闭经：穿破石、鸡血藤各30 g。水煎服。

4.乳腺炎：穿破石30 g，猪骨适量。水煲服。

盐肤木根

▶**来源** 漆树种植物盐肤木 *Rhus chinensis* Mill. 的根或根皮。此外，五倍子〔盐肤木幼芽或叶柄受五倍子蚜 *Melaphis chinens*（Bell）Baker 寄生而生成1种囊状的虫瘿〕也入药。

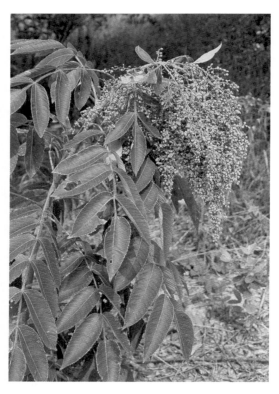

▶**形态** 落叶灌木或小乔木。根粗壮。树皮灰褐色，有赤褐色斑点；小枝上有三角形叶柄痕；嫩枝、叶轴和叶柄均有锈色柔毛。单数羽状复叶互生，小叶7～13片，叶轴有宽的叶状翅；小叶片卵形、椭圆状卵形或长圆形，长6～12 cm，宽3～7 cm，边缘有粗锯齿，上面有疏毛或近无毛，下面密生锈色柔毛，有白粉。花白色，圆锥花序顶生，花萼5裂，花瓣5片，雄蕊5枚。核果扁球形，直径约5 mm，有柔毛和腺毛，成熟时红色，有白霜，嚼之有咸酸味。花、果期8～10月。

▶**生境分布** 生于向阳山坡、路边、溪边、疏林下、灌木丛中。除了我国新疆、内蒙古和东北三省外，其余省（区）均有分布；中南半岛及印度、印度尼西亚、马来西亚、朝鲜、日本也有分布。

▶**采收加工** 根或根皮秋季采收，洗净，刮去外皮，趁鲜切片，晒干。五倍子秋季采，置沸水中略煮或蒸至表面呈灰色，取出晒干。用时洗净，分别切碎。

▶**性味功效** 根：微苦涩、酸、咸，凉。敛肺，止血，散瘀，活血。五倍子：酸、涩，寒。敛汗止血，涩肠止泻。

▶**用量** 10～15 g。

▶验方　1. 白带：盐肤木根60 g。水煎服。

2. 血崩（功能性子宫出血）：鲜盐肤木根60 g，瘦猪肉200 g。用猪瘦肉煮汤，再用汤煮药服。

3. 子宫颈糜烂：五倍子60 g。研细粉，用温开水调成糊状涂患处。

4. 子宫颈炎：五味子、枯矾、金银花、甘草各等量。研成细粉，先用30%苏打水棉球擦干创面，再用吹粉器将药粉喷撒于患处，每周喷药1～2次，5次为1疗程。

5. 子宫下垂：①五倍子60 g，白矾10 g，水炖，取药水洗阴道2～3次。另用蓖麻种仁7粒，生姜1片，共捣烂贴头顶中心1～2小时，并可灸百会穴、足三里，灸3～4次。②五倍子100 g，加水500 ml煎1小时去渣，浓缩至200 ml，趁热先熏后洗，然后卧床，低头，下肢分开，用药棉（或干净鸡毛）蘸植物油涂子宫外露部分。再用鲜红蓖麻叶约500 g，雄黄30 g，共捣烂煨热敷百会穴和关元穴，冷后加热再敷，直至子宫复位为止；如患者感到腹痛不适，改敷涌泉穴，至症状消失，然后下肢合紧屈膝40～60分钟，再将下肢合紧伸直1小时。另取鸡血藤、假烟叶各10 g，益母草、木贼各3 g，水煎服，连服至愈。服药治疗期间，忌吃红薯和辛辣食品，并注意营养和休息，以巩固疗效。

6. 胎衣不下：五倍子15 g。水煎服。

莪　术（黑心姜、蓝姜）

▶来源　姜科植物蓬莪术 *Curcuma phaeocaulis* Haleton 的根状茎。此外，郁金（块根的中药名）也入药。

▶形态　多年生直立草本，高约1 mm。冬季地上部分枯萎。根状茎肉质，圆柱状，外皮淡黄色或白色，内部黄色，有樟脑般香味。根细长，末端常膨大呈长卵形的块根（又称莪苓）。单叶基生；叶片直立，椭圆状长圆形，长25～40 cm，宽10～15 cm，中部常有紫色斑，

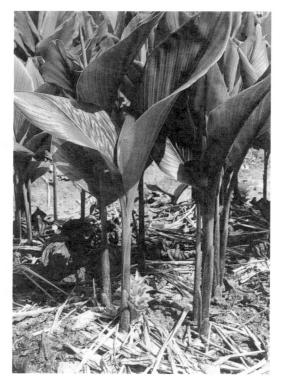

两面无毛，边缘全缘。花葶由根状茎单独生出，常先叶而生，长10～20 cm；穗状花序长10～18 cm，宽5～8 cm；苞片卵形或倒卵形，顶端红色；花萼白色；花冠黄色，3裂；唇瓣近倒卵形，黄色，长约2 cm；发育雄蕊1枚。蒴果卵状三角形，光滑。花、果期4～6月。

▶**生境分布** 生于林下阴湿肥沃地、沟边，或栽培。分布于我国江西、福建、台湾、广东、广西、海南、云南、四川等省（区）；印度至马来西亚等地也有分布。

▶**采收加工** 冬季地上部分枯萎后采，洗净，除去杂质，将根状茎和块根分开蒸或煮至透心，晒干或切片晒干。用时洗净，切碎。

▶**性味功效** 莪术：辛、苦，温。行气破血，活血散瘀，消积止痛。郁金：辛、苦，寒。行气化瘀，清心解郁，利胆退黄。

▶**用量** 3～10 g。

▶**禁忌** 孕妇忌服。

▶**验方** 1. 血瘀闭经：①莪术、三棱、香附、马鞭草各10 g。水煎服。②莪术6 g，益母草、香附各10 g。水煎服。

2. 月经不调，经来腹痛：①郁金、当归、柴胡、香附、白芍各

10 g。水煎服。②郁金、香附、川
芎、青木香各6 g，当归尾、赤芍各
10 g，算盘子根（大戟科）30 g。
水、酒各半煎服。

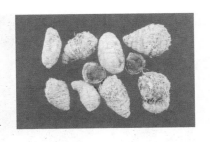

3. 经行不畅，腹中结块作痛：
莪术、川芎、熟地黄、白芍、当归各
10 g，桂枝6 g。水煎服。

4. 子宫颈糜烂：用4％莪术乳剂或软膏外用。将消毒棉球浸泡乳
剂内，或将软膏注于消毒棉球上；先用棉球蘸新洁尔灭（西药）将宫
颈分泌物揩净，再用干燥消毒棉球拭干，然后将带药棉球置于宫颈患
部，次日取出，每日换药1次，严重者可每日换药2次。连用7～10日。

5. 闭经腹胀，症瘕积聚：莪术、熟地黄、白芍、川芎、当归、白
芷各10 g。水煎服。

6. 产后腹痛：①莪术30 g，鸡蛋1～2个（去壳）。水煮服。②莪
术、香附、益母草、马鞭草、倒扣草（苋科土牛膝）、车前草各15 g。
水煎服。

桃金娘根（捻子木根）

▶来源　桃金娘科植物桃金娘 *Rhodomyrtus tomentosa*（Ait.）Hassk.
的根。此外，桃金娘果（成熟果实的中药名）、桃金娘叶（叶的中药
名）也入药。

▶形态　常绿灌木，高1～2 m。根粗壮，外皮红褐色。嫩枝有短
柔毛。单叶对生或3叶轮生；叶片椭圆形或倒卵形，长3～7 cm，宽1～
4 cm，边缘全缘，上面嫩时有短柔毛，后变无毛，下面有灰白色短柔
毛。花紫红色、粉红色或白色，直径2～4 cm，通常单朵或2～3朵生于
叶腋；花萼钟形，顶上有裂片4～5片；花瓣4～5片，长约2 cm；雄蕊
多数，花丝分离。浆果倒卵形，长1.5～2 cm，宽1～1.5 cm，成熟时紫

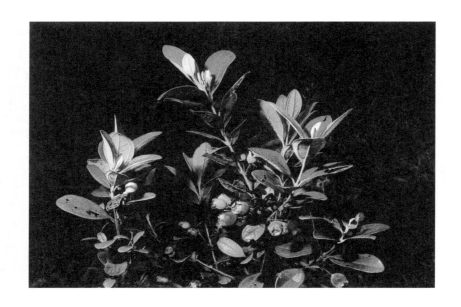

黑色，味甜可食，萼片宿存。花、果期4～10月，8～10月果实成熟。

▶**生境分布** 多生于酸性土的山坡、旷野路旁、灌木丛中。分布于我国福建、台湾、湖南、广东、广西、海南、云南、贵州等省（区）；中南半岛各国及菲律宾、马来西亚、印度尼西亚、斯里兰卡、印度、日本等地也有分布。

▶**采收加工** 根、果秋季采，根洗净，趁鲜切片，晒干。果实蒸晒3次，晒干。叶夏季采，晒干。用时均须洗净，切碎。

▶**性味功效** 根：涩，平。活血通经，收敛止泻。果：甘，温。补血安神。叶：涩，平。收敛止血。

▶**用量** 根：15～30 g。果：10～15 g。叶：15～30 g。

▶**禁忌** 大便秘结者忌服。

▶**验方** 1. 月经量过多：①桃金娘根、羊开口（野牡丹科展毛野牡丹根）各60 g。水煎服。②桃金娘根、墨旱莲、三角泡（无患子科倒地铃）各30 g。水煎冲糖适量服。

2. 妇女贫血、孕妇贫血：①桃金娘果（三蒸三晒）60 g。水煎服。②桃金娘果适量，慢火煎熬成膏，然后浸米酒（每100 g浸米酒250 ml）服，每次服30 ml，每日服2次。

3. 崩漏（功能性子宫出血）：①鲜桃金娘根100 g，鲜枫香树根30 g，百草霜6 g（另包冲服）。将药炒干，水煎，冲米酒适量和百草霜服。②桃金娘根、地捻根各60 g，艾叶30 g。置锅内炒至焦黄，加入清水3碗，米醋半碗（溃疡病人不放米醋），浓煎服。③桃金娘果（三蒸三晒）500 g。每日取30 g桃金娘果水煎，分3次服。④鲜桃金娘根60 g（干品30 g）。水煎服。出血停止后，每周服1～2剂以巩固疗效，直至下次月经来潮。⑤桃金娘果实晒干炒炭，研细粉，每次服10～15 g，开水送服。⑥鲜桃金娘叶60 g。捣烂，冲开水待冷服。

4. 血崩，月经量过多：桃金娘果（或桃金娘叶）60 g，加大米少许共炒至米焦，水煎服。

5. 子宫下垂：桃金娘根、红蓖麻根、金樱子根、白背叶根各60 g，升麻6 g。水煎服。

6. 产后风痹：桃金娘果（或桃金娘根）30～60 g，地菍根（野牡丹科）60 g。切碎炒香，水煎服。

7. 经期先后无定期（俗称乱经）：桃金娘根30 g，大风艾6 g，鸡肉适量。水煲服。

柴　胡

▶来源　伞形科植物竹叶柴胡 *Bupleurum marginatum* Wall. ex DC. 的根或带根全草。

▶形态　多年生直立草本。根木质化粗厚，表面深棕红色，长10～15 cm，直径5～8 mm。茎实心，有粗条纹，茎基部扭曲，少有分枝。单叶互生，披针形或长披针形，长10～16 cm，宽6～14 mm，边缘全缘，叶脉近平行呈弧形。花浅黄色；复伞形花序顶生；小伞形花

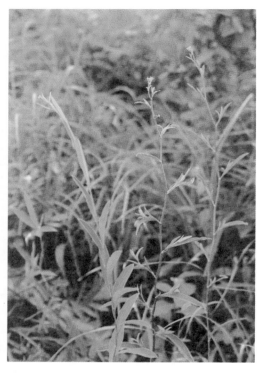

序有小总苞片5片，短于花柄；萼齿不明显；花瓣5片；雄蕊5枚。双悬果长圆形，长约4 mm，果棱线形狭翅状。花期6～9月，果期9～11月。

▶**生境分布** 生于山坡草地、林边、石山脚下。分布于我国西南、华中、华南各省（区）；印度、尼泊尔也有分布。

▶**采收加工** 秋季采收，切段晒干。用时洗净，切片。

▶**性味功效** 苦，微寒。疏肝调经，散风退热，升阳。

▶**用量** 3～10 g。

▶**禁忌** 真阴亏损，肝阳上亢者忌服。

▶**验方** 1. 月经不调，经来胸腹胀痛：①柴胡、当归、白芍、炒白术各10 g。水煎服。②柴胡、当归、白芍、香附、川楝子各10 g。水煎服。

2. 月经不调，胁痛：柴胡15 g，白芍30 g，艾叶20 g，延胡索10 g。水煎服。

3. 月经不调，柴胡、当归、白芍各15 g，白术、茯苓、甘草各10 g，生姜6 g。水煎服。

4. 子宫下垂：①柴胡6 g，黄芪、党参各15 g，升麻5 g。水煎服。②柴胡、当归、党参各10 g，升麻6 g。水煎服。③柴胡、桔梗各6 g，黄芪20 g，知母10 g，升麻3 g。水煎服。

5. 乳痈肿痛：柴胡、青皮各10 g，金银花30 g，蒲公英15 g。水煎服。

鸭 脚 艾（刘寄奴、鸭脚菜、四季菜）

▶**来源** 菊科植物白苞蒿 *Artemisia lactiflora* Wall. ex DC. 的全草。

▶**形态** 多年生直立草本，揉碎有香气。根状茎短。嫩茎有稀疏的蛛丝状柔毛，后脱落无毛。叶互生，宽卵形，一至二回羽状全裂或深裂，末回小裂片卵形、长卵形或倒卵形，长2～8 cm，宽1～3 cm，边缘有锯齿，中轴微有狭翅，上部叶较小，无柄或有短柄，3裂。花小，白色，组成头状花序长圆形，直径15～3 mm，此头状花序在茎上端排成圆锥状；总苞片背面无毛；全为管状花；雄蕊5枚，花药合生。瘦果倒卵形，顶端无冠毛。花、果期8～11月。

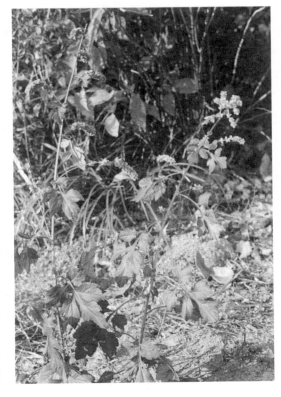

▶**生境分布** 生于山坡林边、灌木丛边、村边、路边。分布于我国陕西、甘肃、河

南、江苏、安徽、浙江、江西、福建、台湾、湖北、湖南、广东、广西、海南、贵州、云南、四川等省（区）；越南、老挝、柬埔寨、新加坡、印度、印度尼西亚也有分布。

▶**采收加工** 夏、秋季采收，除净杂质，晒干。用时洗净，切碎。

▶**性味功效** 微苦、辛，温。活血散瘀，理气，消肿。

▶**用量** 10～15 g。

▶**禁忌** 孕妇忌服。

▶**验方** 1. 月经不调：①鸭脚艾、益母草各15 g，千斤拔、桃仁、佩兰各10 g。水煎服。②鸭脚艾、地黄（或野生地黄）各10 g。水煎，冲黄酒于月经来的第2天服。

2. 月经不调，闭经：鸭脚艾30 g。水煎服。

3. 白带：①鲜鸭脚艾60 g。水煎服。②鸭脚艾15 g，白背叶根30 g。水煎服。

4. 闭经或经前腹痛：鲜鸭脚艾60 g。酒、水煎，调红糖适量服。

5. 产后瘀积腹痛或伴有寒热、肢节酸痛：①鸭脚艾30 g。水煎，调红糖适量服。②鸭脚艾根30 g，鸡肉适量，煲服。

6. 闭经，产后瘀血腹痛：①鸭脚艾、当归各15 g，延胡索10 g。水煎服。②鲜鸭脚艾30 g。水煎，冲红糖服。

臭茉莉根

▶**来源** 马鞭草科植物尖齿臭茉莉 *Clerodendrum lindleyi* Decne ex Planch. 的根状茎。

▶**形态** 灌木，高1～2 m。根状茎圆柱状，外皮土黄色，粗壮，略弯曲。嫩枝近四棱形，有短柔毛。单叶对生；叶片宽卵形或心形，长10～20 cm，宽7～15 cm，边缘有毛和锯齿，两面均有短柔毛，基部脉腋有数个盘状腺体，鲜叶揉之有臭气。花紫红色或淡红色；伞房状聚伞花序密集成头状，直径6～10 cm，顶生；花萼长1～1.5 cm，有

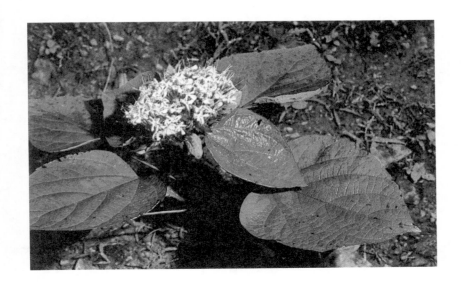

毛和盘状腺体，5齿裂，裂片线状披针形，长5～6 mm；花冠管长2～
3 cm，5裂，裂片倒卵形，长5～7 mm；雄蕊4枚。核果球形，直径5～
6 mm，成熟时蓝黑色，大半被紫红色增大的宿存萼所包。花、果期
5～10月。

▶**生境分布**　生于村边、路边、沟边、山脚、山坡较湿润处。分
布于浙江、江苏、江西、安徽、湖南、广东、广西、海南、云南、贵
州等省（区）。

▶**采收加工**　秋季
采收，洗净，晒干或
趁鲜切片晒干。用时洗
净，切碎。

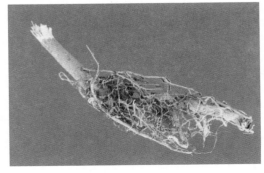

▶**性味功效**　苦，
平。活血消肿，祛风利
湿，行气，调经。

▶**用量**　15～30 g。

►**禁忌** 孕妇忌服。

►**验方** 1. 产后风痛：臭茉莉根30 g，大叶紫珠根、石菖蒲、山苍子根（樟科山鸡椒）各50 g。水煎熏洗患处。连用10日。

2. 产后腰腹痛：臭茉莉根（或臭茉莉叶）30 g，鸡肉适量。水煲服，食肉喝汤。

3. 白带：①臭茉莉根15 g，地捻果（野牡丹科）30 g。水煎服。②臭茉莉根、白背叶根各30 g。水煎服。

4. 乳痈：鲜臭茉莉根皮或叶适量。捣敷患处。

5. 月经不调、痛经：①臭茉莉根30 g。水煎服。②臭茉莉根、益母草各30 g，香附10 g。水煎服。

益 母 草

►**来源** 唇形科植物益母 *Leonurus japonicus* Houtt. 的地上部分。

►**形态** 一年生或二年生直立草本。茎四方形，有糙伏毛。单叶对生，下部叶卵形，掌状3裂，裂片再分裂，两面均有糙伏毛，下面有腺点，茎中部叶菱形，3裂或多裂，裂片长圆形，最上部的叶线形，边缘全缘或有疏裂齿。花淡红色或紫红色；轮伞花序，每轮有花8～15朵；花萼5裂；花冠2唇形，长1～1.2 cm，外面有毛，上唇长于下唇，花冠管内有毛环；雄蕊4枚。果由4个小坚果组成，小坚果呈锐三棱形，顶端平截，光滑。花、果期6～10月。

►**生境分布** 生于旷野、荒地、村边、路旁。我国各地有分布，俄罗斯、朝鲜、日本、热带亚洲、非洲及美洲也有分布。

►**采收加工** 夏季花未开或初开时采收，除去杂质，晒干。用时洗净，切短段。

►**性味功效** 苦、辛，微寒。活血调经，利尿消肿。

►**用量** 10～30 g。

►**禁忌** 孕妇禁用。

▶验方 1. 月经不调，痛经，产后或刮宫后子宫复旧不全：①益母草、鸡血藤各60 g。水煎加红糖服。②益母草30 g，当归10 g。水煎服。

2. 痛经：①益母草15 g，延胡索6 g。水煎服。②鲜益母草100 g，鸡蛋2个（去壳整个煮）。水煲，喝汤吃蛋。③鲜益母草60 g，红糖30 g。水煎服，米酒为引。④益母草10 g，凤尾草60 g，生姜5片。水煎，冲鸡蛋2个、白糖适量服。⑤益母草、杜仲各30 g，香附15 g，千斤拔10 g。水煎服。

3. 闭经腹痛：①益母草30 g，红糖适量。水煎服。②益母草、鸡血藤、樟树皮各15 g，木耳6 g。水煎服，7日为1个疗程。③益母草、墨兰、红糖、陈米酒各30 g。炖服。④益母草30 g，老姜15 g，红糖20 g。水煎服。

4. 产后流血不止，小腹胀痛，月经量过多：①益母草30 g。水煎服。②益母草30 g，大枣120 g。水煎，加红糖适量服。

5. 月经不调，经来过少，经前小腹胀痛：①益母草30 g，当归、香附、川芎、赤芍各15 g。水煎服。②益母草、当归、赤芍各10 g，木香5 g。研末分3次吞服。

6. 月经不调，经来过多，小腹胀痛：①益母草30 g，地桃花根15 g。水煎服。②益母草、墨旱莲各30 g。水煎服。

7. 产后流血不止：益母草、墨旱莲、仙鹤草各30 g，两面针10 g。水煎服。

8. 产后瘀滞腹痛：①鲜益母草60 g。捣烂，水煎，冲米酒少许服。②益母草30 g，水煎，煮鸡蛋2个服。③益母草、鸡血藤各30 g，桃仁10 g。水煎服。④益母草10 g，仙鹤草、炮姜各6 g，加红糖煎，冲米酒适量服。

9. 赤白带下：益母草、白果各10 g，莲须3 g。水煎服。

10. 产后高血压症：①益母草60 g，当归10 g。水煎服。②益母草、夏枯草各30 g，当归10 g。水煎服。

11. 胎动不安：益母草30 g，陈艾叶10 g。水煎，煮鸡蛋、鸭蛋各

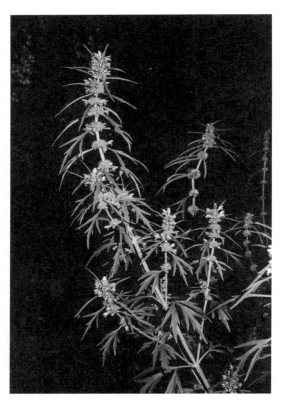

1个（去壳整个煮），
加红糖适量服。

12. 月经不调，痛
经：益母草、侧柏叶
各15 g，五月艾30 g，
香附10 g。水煎服。

13. 痛经不孕：益
母草30 g，茶树根、小
茴香根各15 g。月经来
时将后2味药同适量米
酒炖水加红糖对服，
经净第2天，再将前1
味药炖白毛母鸡，加
少许米酒和食盐调匀
服下，每月服1次，连
服3次。

14. 月经量过多，
产后恶露不净，腹部
胀痛：①益母草15 g，
大枣10枚。水煎加红
糖服。②鲜益母草适量，捣烂绞取汁，加米酒少许调匀，温服。③益
母草30 g，当归、桃仁、川芎各15 g，炮姜10 g，甘草6 g。水煎服。
④益母草30 g。水煎服。

15. 产后子宫收缩痛：①益母草30 g。水煎服。②益母草煎熬成
膏，每次服1汤匙，每日服3次，温酒适量调匀服。

16. 流产后胎盘残留（加味生化汤）：当归、益母草各15 g，川
芎、桃仁、红花、炮姜、艾叶各10 g，熟地黄、牡丹皮各20 g。水煎
服。轻症每日1剂，重症每日2剂。

17. 宫寒不孕：益母草、艾叶（揉烂）各15 g，红糖30 g，鸡蛋3

个（去壳整个煮），同煮，服汤食蛋，于月经干净后1天服，每月服1次，共服3次。

18. 血瘀闭经：①益母草、丹参、赤芍各10 g，瞿麦15 g。水煎服。②益母草30 g，桃仁10 g。水煎服。

19. 产后腹痛、恶露不净：①益母草、生姜（炒成炭）各15 g。水煎服。②益母草30 g，茜草、肉桂各15 g。水煎服。

20. 妇女咳嗽、月经不调：益母草30 g，罗汉果15 g。水煎服。

21. 行经不畅、腹痛拒按、血色紫黑夹有血块：益母草60 g。水煎服。或益母草膏，每次服1食匙，开水或红糖水调服，每日服2次。

22. 闭经：①益母草30 g，红糖60 g。水煎，加黄酒60 ml，每晚睡前服。②益母草、月季花各15 g。水煎，加黄酒适量温服。

酒饼叶根（鸡爪风、灯笼木）

▶来源　番荔枝科植物假鹰爪 *Desmos chinensis* Lour. 的根。此外，叶（酒饼叶）也入药。

▶形态　直立或蔓状灌木。根粗壮。小枝无毛，树皮有灰白色小点。单叶互生；叶片长圆形或椭圆形，长4~13 cm，宽2~5 cm，基部圆形或阔楔形，边缘全缘，两面均无毛，下面粉绿色；叶柄短，无毛。花黄白色，单朵与叶对生或互生；花梗长2~5 cm，无毛；花萼裂片3片，外面有微柔毛；花瓣6片，2轮排列，长圆形或长圆状披针形，顶端钝，两面均有微柔毛，外轮比内轮大，外轮长达9 cm，宽达2 cm，内轮长达7 cm，宽达15 cm；雄蕊多数；心皮多数。果有柄，无毛；成熟心皮细长，长2~5 cm，内有种子1~7粒，种子间缢缩成念珠状。种子球形，直径约5 mm。花、果期夏季至冬季。

▶生境分布　生于山坡、山谷、林边、村边、路边、荒野。分布于我国广东、广西、海南、四川、贵州、云南等省（区）；越南、老挝、柬埔寨、印度、马来西亚、新加坡、菲律宾、印度尼西亚等地也

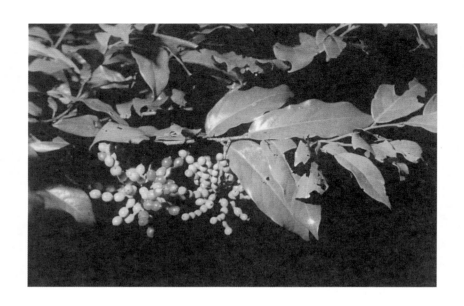

有分布。

▶**采收加工**　秋、冬季采根，洗净，切片，晒干。夏、秋季采叶，晒干。用时洗净，根切碎，叶切丝。

▶**性味功效**　根：辛，平。叶：苦、辛，温；有小毒。祛风止痛，收敛生肌，止血。

▶**用量**　15～30 g。

▶**验方**　1. 产后风痹：①酒饼叶根、大风艾根各15 g，鸡血藤30 g，猪骨适量。水煲服。②酒饼叶根500 g，大风艾、五指风（马鞭草科牡荆或黄荆）各250 g。煎水，洗身。③酒饼叶根、香茅、枫荷桂（樟科檫木）各250 g。煎水，洗身。

2. 产后血不止：①酒饼叶15 g。焙干研细粉，冲米酒适量服。②酒饼叶、龙眼叶（无患子科龙眼）各15 g，百草霜6 g。煎水过滤服。③酒饼叶、大头艾纳香各30 g，三七（田七）粉6 g（另包，调服），鸡肉适量。水煲，冲三七粉调匀服。

桑 寄 生

▶**来源**　桑寄生科植物广寄生 *Taxillus chinensis*（DC.）Danser 的带叶茎枝。

▶**形态**　常绿寄生小灌木。嫩枝有短柔毛，老枝无毛，有多数小突点。单叶互生或近对生；叶片卵形或长圆状卵形，边缘全缘，嫩叶有毛，老叶无毛，叶脉不明显；叶柄无毛或幼时有锈色毛。花红褐色；聚伞花序生于叶腋，有花1～3朵；总花梗长4～10 mm，有红褐色星状短柔毛；花萼有星状短柔毛；花冠狭筒状，长2～2.5 cm，有星状短柔毛，4裂；雄蕊4枚。果实椭圆形，表面有小瘤体。花、果期8～10月。

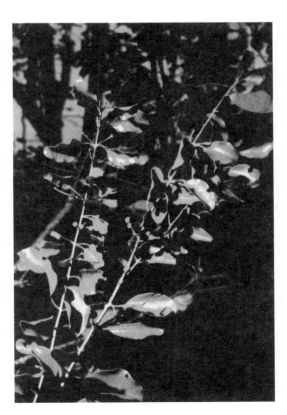

▶**生境分布**　寄生植物，通常寄生在桑科、山茶科、壳斗科、芸香科、蔷薇科、豆科等20多种植物的树枝上。分布于我国福建、台湾、广东、广西、海南、江西、四川、贵州、云南等省（区）；越南也有分布。

▶**采收加工**　秋、冬季采收，除去粗茎（一般取直径2～10 mm），切段晒干或蒸后晒干。用时洗净，切碎。寄生在断肠草（钩吻）等有毒植物上的广寄生不能内服，以免中毒。

▶**性味功效**　苦、甘、平。安胎，下乳，降压，补肝肾，强筋骨。

▶**用量**　10～15 g。

▶**验方**　1. 胎动不安：①桑寄生30 g。水煎服。②桑寄生、艾叶、杜仲各15 g。水煎服。③桑寄生15 g，艾叶（微炒）、阿胶（另包，捣碎，炒令黄燥，研粉冲服）各10 g。水煎，饭前分3次温服。

2. 胎漏（妊娠漏血），胎动不安：桑寄生15 g，当归、白芍、续断各10 g。水煎服。

3. 胎漏：桑寄生15 g，鹿胶30 g（另包，开水溶化，冲服），三七粉3 g（另包，冲服）。水煎，冲鹿胶、三七粉服。

4. 怀孕腰痛：桑寄生30 g，鸡蛋2个（去壳整个煮）。煮食。

5. 孕妇体弱腰酸，容易流产，习惯性流产（滑胎）：①桑寄生、续断、菟丝子各10 g。水煎服。②桑寄生15 g，续断12 g，菟丝子10 g，阿胶6 g（另包，开水溶化，冲服）。水煎服。③桑寄生、女贞子、菟丝子、续断各12 g。水煎服。

6. 产妇乳汁不通：鲜桑寄生60 g。水煎冲米酒适量服。

黄花远志（黄花倒水莲、鸡根）

▶**来源**　远志科植物荷包山桂花 *Polygala arillata* Buch. -Ham.ex D.Don 的根。

▶**形态**　灌木，通常高1～3 m。根粗壮，圆柱状，土黄色。嫩枝密生短柔毛。单叶互生；叶片椭圆形、长圆状椭圆形或披针形，长6.5～14 cm，宽2～3 cm，边缘全缘有毛，嫩时两面均有疏短柔毛，后渐无毛，叶脉两面均有毛。花黄色，有红晕；总状花序下垂，与叶对生，长7～10 cm；花萼5片，不等大，内面2片较大，花瓣状，长

1.5～1.8 cm；花瓣3片，黄色，龙骨瓣有条裂鸡冠状附属物，无柄，长约3 mm；雄蕊8枚，花丝下部合生成鞘。果实宽肾形，长约1 cm，宽约1.3 cm，成熟时紫红色或红褐色，边有狭翅和缘毛。种子球形，红棕色，有白色短柔毛。花、果期5～11月。

▶**生境分布**　生于石山林下湿润处、沟边、杂木林中。分布于我国云南、贵州、四川、西藏、陕西、湖北、江西、福建、安徽、广东、广西等省（区）；越南、缅甸、印度、尼泊尔等地也有分布。

▶**采收加工**　秋、冬季采收，洗净，趁鲜切片，晒干。用时洗净，切碎。

▶**性味功效**　甘，微温。活血调经，补虚消肿，安神益气。

▶**用量**　15～30 g。

▶**验方**　1.月经不调：黄花远志50 g。水煎服，或与鸡肉适量水炖服。

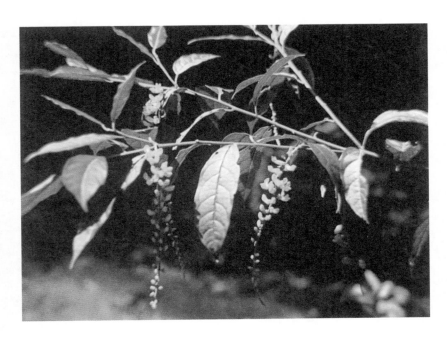

2．月经延期：黄花远志30 g，党参、鸡血藤各15 g，茜草12 g，益母草、香附、生姜各10 g，艾叶6 g。水煎，冲甜酒1碗服。

3．产后身体虚弱：①黄花远志、土党参（或党参）各30 g，猪瘦肉或鸡肉适量。水煲服，食肉喝汤。②黄花远志30 g，鸡肉60 g。水煲服，食肉喝汤。③黄花远志、当归藤（或当归）、五指毛桃根（或黄芪）各30 g，鸡肉120 g。水煲服，食肉喝汤。

4．气血两虚的子宫脱垂：①黄花远志、鸡血藤、千斤拔（或黄芪）各30 g，鸡肉适量。水煲服，食肉喝汤。②黄花远志、金樱子根、益母草、当归、党参各15 g，白背叶根13 g，红蓖麻根7 g，水煎，分2次各以米酒15 ml调服，连服8日；同时用鲜红蓖麻根、鲜大叶紫珠根各等量，共捣烂，加食盐、米酒各少许炒热，布裹敷百会穴或双涌泉穴15小时以上，每日1次，连用3日。

5．妇女贫血：黄花远志、鸡血藤、千斤拔（或黄芪）各30 g，土党参（或党参）15 g，鸡肉或猪脚1只。水煲服，食肉喝汤。

菊 三 七（土三七、菊叶三七）

▶来源　菊科植物三七草 *gynura segetum*（Lour.）Merr. 的根。此外，全草（三七草）也入药。

▶形态　多年生直立草本，高达1.5 m。根肥大肉质成块茎状，长4～7 cm，直径3～5 cm，外皮黄褐色。茎无毛，分枝多，嫩枝带紫色。叶互生；叶片长椭圆形，长10～30 cm，宽8～15 cm，羽状深裂，顶部裂片最大，倒卵形，侧生裂片通常3～6对，裂片长圆形，边缘有锯齿，两面有贴生短柔毛或近无毛，下面绿色或紫红色；叶柄基部有圆形、具齿或羽裂的叶耳。花小，黄色或橙黄色；组成头状花序，直径1.5～1.8 cm，排成顶生的伞房圆锥状；全为管状花；总苞筒状；花冠管状，5裂；雄蕊5枚，花药连合。瘦果小，条形，顶端有白色冠毛。花、果期9～10月。

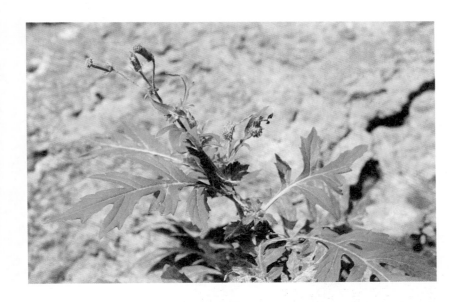

▶**生境分布**　生于山野草地、山谷、荒地、村边湿润肥沃的沙质
土上，或栽培。分布于我国陕西、河北、河南、浙江、江西、江苏、
安徽、福建、台湾、湖北、湖南、广东、广西、海南、四川、贵州、
云南等省（区）；尼泊尔、泰国、日本等地也有分布。

▶**采收加工**　根于秋季采，洗净，除去残茎等杂质，晒干。全草
于夏季采，除去杂质，晒干。用时洗净，根润透切片，全草切碎。

▶**性味功效**　根：甘、微苦，温。全草：微苦，平。根、全草：
活血散瘀，止血，解毒消肿。

▶**用量**　根：3～10 g。全草：15～30 g。

▶**禁忌**　孕妇忌服。

▶**验方**　1. 产后瘀血腹痛：菊三七15 g。水煎服。

2. 闭经：鲜菊三七30 g。水煎服。或鲜菊三七捣汁1小杯，对米酒
少量服。

3. 产后流血：菊三七15 g，大头艾纳香30 g，鸡肉适量。水煲服。

4. 乳痈肿痛：①鲜菊三七（或鲜三七草）捣汁1杯。酒、水各半送服。②三七草30 g。水煎服。

野菊花（山菊花、野黄菊）

▶来源　菊科植物野菊 *Dendranthema indicum*（L.）Des Moul. 的头状花序。此外，野菊（全草的中药名）、野菊叶（叶的中药名）也入药。

▶形态　多年生草本，形似菊花，揉之有香气。茎有疏柔毛，基

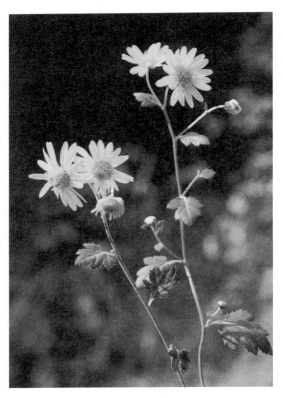

部多铺地，上部直立，多分枝。单叶互生；叶片卵形、长卵形或椭圆状卵形，长3～7 cm，宽2～4 cm，羽状半裂、浅裂或分裂不明显而边缘有浅锯齿，裂片顶端尖，两面有疏毛，下面毛较多。花黄色；头状花序直径1.5～2.5 cm，在枝顶排列成伞房花序，边缘的花舌状，舌片长10～13 mm，顶端全缘或2～3齿；中央的花管状，全部黄色。瘦果倒卵形，黑色，无毛，顶端无冠毛。

花、果期6～11月。

▶生境分布　生于山坡灌木丛中、村边、田边、沟边水湿地、杂草丛中、滨海盐渍地。分布于我国东北、华北、华东、华南、华中、西南及陕西、甘肃、宁夏、河南等省（区）；印度、朝鲜、日本、俄罗斯等地也有分布。

▶采收加工　头状花序于秋、冬季花初开放时采，晒干或蒸后晒干。全草夏季采或采花后割取，除去杂质，晒干。鲜叶随用随采。

▶性味功效　苦、辛，微寒。有小毒。清热解毒，凉血消肿。

▶用量　10～15 g。

▶验方　1. 白带过多，淋漓不断：①野菊花、野菊叶各60 g，水煎沸约5分钟，温洗患部，连续用药20～40日；同时取野菊60 g。水煎服。②野菊花、海螵蛸各25 g，白背叶根15 g，鸡冠花10 g。水2碗煎至1碗，分2次服，每日1剂。

2. 乳腺炎（乳疮）：①野菊花（或野菊叶）30 g。水煎，加陈米酒少量调服，服后暖睡取汗；同时取鲜野菊花或野菊叶适量，捣烂敷患处或煎水洗患处或作温热湿敷患处均可。②野菊花、犁头草（堇菜科长萼堇菜）、蒲公英各15 g。水煎服；同时取鲜野菊适量捣烂敷患处。③野菊花、金银花、蒲公英各30 g。水煎服，药渣捣敷患处。

3. 乳头破裂：①野菊花和野菊叶各取鲜品60 g，共捣烂取汁，冲米酒适量服，同时取茄瓜（茄科）2个，煅炭存性，研细粉，用开水调涂患处。②野菊叶和野菊根各取鲜品60 g，共捣烂冲米酒适量取汁服，药渣敷患处。

野鸦椿根

▶**来源**　省沽油科植物野鸦椿 *Euscaphis japonica* （Thunb.）Dippel 的根或根皮。此外，果实或种子（野鸦椿子）、叶（野鸦椿叶）也入药。

▶**形态**　落叶灌木或小乔木，高3~5 m。根粗壮。树皮灰色，有纵裂纹。小枝及芽紫红色，无毛，嫩叶揉碎后有臭气。单数羽状复叶对生，小叶通常5~9片；小叶片长卵形或椭圆形，长4~6 cm，宽2~3 cm，边缘有锯齿，齿尖有腺体，上面无毛，下面仅叶脉有毛；托叶线形。花黄白色；圆锥花序顶生；花萼5裂；花瓣5片；雄蕊5枚；心皮3枚，分离。蓇葖果长1~2 cm，成熟时紫红色，外面肋脉明显。种子

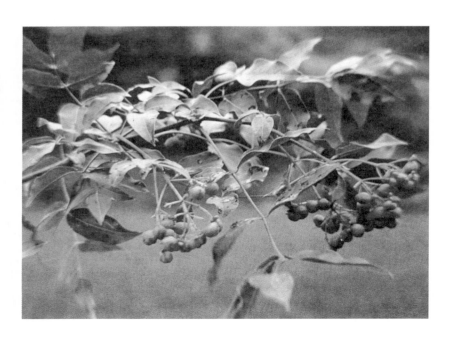

近圆形，外包鲜红色肉质假种皮。花、果期5～10月。

▶**生境分布**　生于阳坡的灌木丛、疏林或林边。分布于我国东北、华北及河南、江苏、浙江、江西、福建、台湾、安徽、湖北、湖南、广东、广西、海南、四川、贵州、云南等省（区）；日本、朝鲜等地也有分布。

▶**采收加工**　秋、冬季采根，洗净，趁鲜切片，晒干。秋季果实尚未开裂时采，除去杂质，晒干。夏、秋季采叶，晒干。用时洗净，根、叶切碎，果实捣碎。

▶**性味功效**　苦、微温。温中理气，散寒止痛，利湿祛风。

▶**用量**　根、叶：15～30 g。果：10～15 g。

▶**验方**　1. 产褥热：野鸦椿根、白英各10 g，地桃花（锦葵科）、羊耳菊、蛇莓（蔷薇科）各6 g。酒、水各半煎，加红糖适量冲服。

2. 月经量过多或血崩：野鸦椿根60 g，龙眼肉30 g。水煎服。

3. 血崩：野鸦椿根30 g，走马胎叶15 g，猪瘦肉适量。水煎，喝汤食肉。

4. 子宫脱垂：①野鸦椿子6 g，续断、杜仲各10 g。水煎服。②野鸦椿子30 g。煎水，送服中成药"补中益气丸"。③野鸦椿子30 g。捣烂敷或水煎服。

5. 妇女阴痒：野鸦椿适量。煎水洗患处。

野蔷薇根

▶**来源**　蔷薇科植物悬钩子蔷薇 *Rosa rubus* Lévl. et Vant. 的根。此外，成熟果实（野蔷薇果）也入药。

▶**形态**　蔓状灌木。根粗壮。枝、叶柄和叶轴均有锐刺。嫩枝密生柔毛，老枝毛脱落。单数羽状复叶互生，小叶通常5片，少有3片；小叶片卵状椭圆形或倒卵形，长3～6 cm，宽2～4.5 cm，先端尾状渐

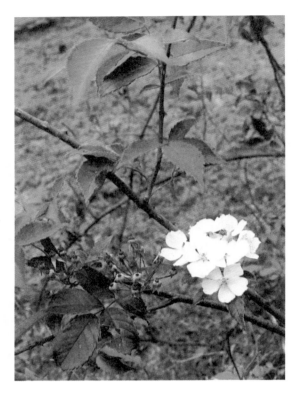

尖或急尖，基部近圆形或宽楔形，边缘有锐锯齿，上面无毛或偶有毛，下面密生柔毛，无腺毛；托叶大部分贴生于叶柄。花白色，直径2.5～3 cm；伞房花序；花梗有柔毛和疏腺毛；萼筒5裂；花瓣5片，倒卵形；雄蕊多数；花柱合生呈柱状，外有毛。果近球形，直径8～10 mm，外面光滑，成熟时紫红色或猩红色，宿存萼片外反。花、果期4～9月。

▶**生境分布** 生于向阳山坡、路边、草地、沟边、林边或灌木丛中。分布于陕西、甘肃、浙江、江西、福建、湖北、广东、广西、四川、贵州、云南等省（区）。

▶**采收加工** 秋季采收，洗净，根切片，分别晒干。用时洗净，切碎。

▶**性味功效** 根：苦、涩，微寒。果：酸、甘、涩，平。活血调经，收敛固涩。

▶**用量** 根：15～60 g。果：15～30 g。

▶**验方** 1. 子宫下垂：①野蔷薇根60 g，白背叶根30 g，猪瘦肉适量。水煲服。②野蔷薇根60 g，算盘子根15 g，瘦猪肉适量。水煲服。

③野蔷薇果、黄芪各30 g，当归10 g，升麻6 g。水煎服。

2. 月经不调，带下：①野蔷薇根、五月艾（或艾叶）各15 g，鸡蛋1～2个。先用水煎药，去渣，打入鸡蛋煮熟服。②野蔷薇果、山药各30 g，桑螵蛸10 g，白果15 g（去壳）。水煎服。

3. 月经不调，经期腹痛：①鲜野蔷薇成熟果实120 g。水煎浓汁，冲红糖、黄酒各适量，早、晚空腹各服1次。服药期间忌食酸辣、萝卜、芥菜。②野蔷薇根30 g，益母草15 g，香附10 g，鸡蛋2个。先用水煎药，去渣，打入鸡蛋煮熟服。

蛇　莓（地杨梅）

▶来源　蔷薇科植物蛇莓 *Duchesnea indica*（Andr.）Focke 的全草。

▶形态　多年生卧地草本。茎细长匍匐，有柔毛，节着地生根。掌状复叶互生，小叶3片；小叶片卵圆形或倒卵形，长2～3.5 cm，宽1～3 cm，边缘有锯齿，两面均有柔毛，下面毛较密；托叶与叶柄分离，长5～8 mm。花黄色，直径1.5～2.5 cm，单朵生于叶腋；萼片5片，卵形；副萼片5片，倒卵形，比萼片长，叶状面有齿缺；雄蕊和雌蕊均多数；花托干燥半球形，果期增大，海绵质，鲜红色，直径1～2 cm。聚合果球形或椭圆形，由多数小瘦果聚合而成，成熟时红色，酸甜可食。花、果期6～10月。

▶生境分布　生于荒野草地、山坡、路边、沟边、田边、村边较湿润处。分布于我国辽宁以南各省（区）；印度、印度尼西亚、阿富汗、日本以及欧洲和美洲等地也有分布。

▶采收加工　夏、秋季采收，除去杂质，晒干。用时洗净，切碎。

▶性味功效　甘、酸，寒，有小毒。清热凉血，活血调经，消肿散结。

▶用量　10～30 g。

▶验方　1. 乳痈（急性乳腺炎）：①鲜蛇莓、鲜犁头草、鲜半

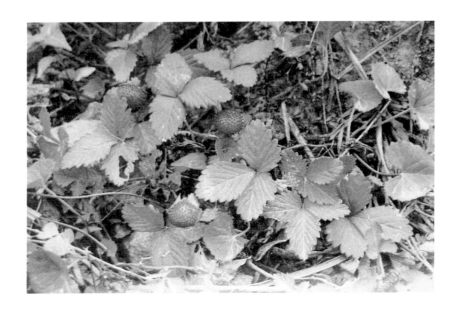

边莲各30 g，鲜天胡荽20 g。捣烂敷患处，每日换药3次。②鲜蛇莓100 g。酒、水煎服（无怕冷者不加酒煎），另取鲜蛇莓适量捣烂敷患处。

2. 月经量过多，痛经：蛇莓30 g，鸡蛋2个（去壳整个煮）。煎服或煲服。

3. 瘀滞型闭经，痛经：蛇莓30 g，鸡蛋2个。先煎蛇莓取药液，再加入鸡蛋煮汤服。

4. 血热崩漏：蛇莓50 g。水煎服。

5. 阴痒：鲜蛇莓适量。煎水洗患处。

续　断

▶**来源**　川续断科植物川续断 *Dipsacus asperoides* C.Y.Chen g et T. M.Ai 的根。

▶**形态**　多年生直立草本。主根圆柱形，表面黄褐色，直径0.5～2 cm，稍肉质。茎中空，有6～8条纵棱，棱上有下弯粗短硬刺和细柔毛。基生叶丛生，叶片琴状羽裂，顶端裂片大，卵形，两侧裂片3～4对，上面密生刺毛或乳头状刺毛，下面脉上密生刺毛；茎生叶常为3～5裂或羽状裂。花白色或淡黄色；头状花序球形，直径2～3 cm，生于枝顶，基部有叶状总苞片；花萼4裂，有毛；花冠管长9～11 mm，窄漏斗状；雄蕊4枚。瘦果长倒卵柱状，包藏于小总苞内。花、果期7～11月。

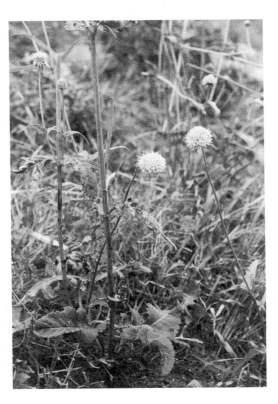

▶**生境分布**　生于山坡草丛、林边、沟边、田野路边。分布于江西、湖北、湖南、广西、四川、贵州、云南、西藏等省（区）。

▶**采收加工**　秋季采收，除去须根及杂质，晒干。用时洗净，

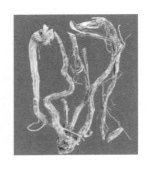

切薄片。

▶**性味功效**　苦、辛，微温。安胎，活血，补肝肾，利关节。

▶**用量**　10～15 g。

▶**验方**　1. 先兆流产（胎动不安）：续断、女贞子各12 g，桑寄生15 g。水煎服。

2. 孕妇体弱腰酸，容易流产，习惯性流产：①续断12 g，桑寄生15 g，菟丝子10 g，阿胶6 g（另包，烊化）。水煎服。②续断、桑寄生、菟丝子各10 g。水煎服。③续断、菟丝子、女贞子、桑寄生各12 g。水煎服。

3. 孕妇腰痛，防流产：续断、当归、杜仲、白术各10 g。水煎服。

4. 习惯性流产（滑胎）：续断、杜仲各等量。共研细粉，每次服10 g，每日服3次，用大枣煎汤送服，连服10～20日。

5. 月经量过多，色淡：续断、当归各10 g，熟地黄15 g，艾叶、川芎各3 g。水煎服。

6. 白带：续断10 g，白背叶根30 g。水煎服。

7. 产妇乳汁不通：续断10 g。水煎服。

8. 胎动、滑胎：续断（酒浸）、桑寄生各60 g，菟丝子120 g。共研细粉，大枣肉适量煮烊，和药粉捣匀为丸，如梧桐子大，每次服10～20 g，每日服2次，米汤水送服。

琴叶榕根

▶**来源**　桑科植物琴叶榕 *Ficus pandurata* Hance 的根。

▶**形态**　落叶灌木，高约1 m。全株含乳状汁液。嫩枝有短柔毛，节上有托叶脱落后留下的环状痕迹。根粗壮，外表淡黄白色，略有香气。单叶互生；叶片小提琴形，很少倒卵形而中部多少收狭，长3～10 cm，最宽部分宽1.2～4 cm，两面近无毛或下面脉上有毛和小突

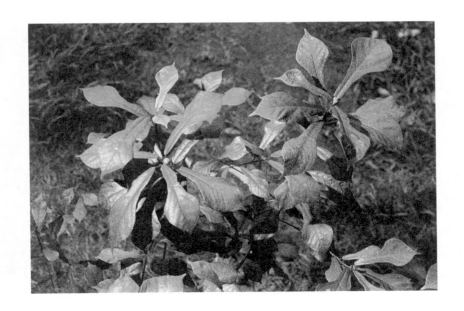

点，叶脉通常红色；托叶早落。花细小，生于隐头花序内，此隐头花序卵形，直径6～10 mm，顶端有脐状突起，基部常收狭成极短的柄，单个生于叶腋或生于已落叶叶腋。聚花果倒卵圆形，成熟时红色或紫红色，直径约10 mm。花、果期5～11月。

▶**生境分布**　生于河旁、溪边、村边、池畔、山坡灌木丛或疏林中。分布于我国长江流域及其以南各省（区）；越南也有分布。

▶**采收加工**　秋季采收，洗净，趁鲜切片，晒干。用时洗净，切碎。

▶**性味功效**　甘、微辛，温。活血调经，健脾补气，通乳汁，消肿止痛。

▶**用量**　15～30 g。

▶**验方**　1. 痛经：①琴叶榕根15 g，艾叶30 g，香附10 g。水煎服。②琴叶榕根30 g，益母草15 g，艾叶6 g。水煎服。

2. 闭经、月经不调：琴叶榕根60 g。酒、水各半煎服。

3. 月经不调：琴叶榕根、牛尾菜根（百合科或菝葜科）各15 g，大红花根（锦葵科朱槿）、鸡血藤各10 g，黄鳝藤根（鼠李科多花勾儿茶）6 g。水煎服。

4. 产妇乳汁不足：琴叶榕根60 g，地锦草（大戟科）30 g，白茅根15 g，猪前脚1只，红糖、米酒各少许。水炖，喝汤食肉。

5. 乳痈（乳腺炎）：①鲜琴叶榕根30 g。水煎服；另取鲜琴叶榕根皮适量，捣烂敷患处。②鲜琴叶榕根60 g。水煎，甜酒对服；另取鲜琴叶榕叶适量，捣烂敷患处。

6. 产后流血不止：琴叶榕根15 g，大叶紫珠叶（马鞭草科）60 g，鸡肉适量。水煲服。

紫茉莉根（胭脂花根）

▶来源　紫茉莉科植物紫茉莉 *Mirabilis jalapa* L. 的块根。

▶形态　多年生直立草本。块根肥厚如薯状，肉质，外皮棕黑色，内面白色。茎多分枝，节部膨大，嫩枝近无毛。单叶对生；叶片

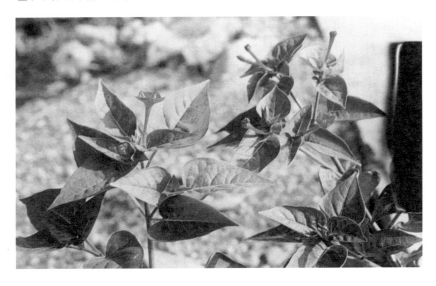

卵形或卵状三角形，长4～10 cm，宽
3～5 cm，边缘全缘，两面近无毛；叶
柄长1～4 cm。花紫红色、红色、黄色
或白色，单朵或数朵生于枝梢叶腋；
每朵花基部有5枚萼片状总苞，长约
1 cm；花被管圆柱状，长4～6.5 cm，
基部膨大呈球形，顶端5裂；雄蕊5枚。
果实卵形，长5～8 mm，成熟时黑色，
有细棱。花、果期7～10月。

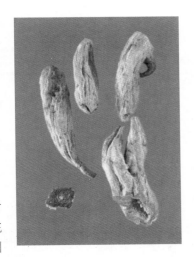

▶**生境分布**　多生于土质肥沃的村
边、沟边、路边草地上或栽培于庭院
中。我国各省（区）有栽培；热带美洲
等地也有栽培。

▶**采收加工**　秋、冬季采收，洗净，趁鲜切片，晒干。用时洗
净，切碎。

▶**性味功效**　淡，平，有小毒。活血调经，清热利湿，解毒消肿。

▶**用量**　10～15 g。

▶**禁忌**　孕妇忌服。

▶**验方**　1. 月经不调：①鲜紫茉莉根60 g，槟榔2个，瘦肉适量。
水煲服。②紫茉莉根15 g，香附10 g。水煎服。

2. 白带过多：鲜紫茉莉根100 g，猪脚1只。水煲食。

3. 月经不调，带下：紫茉莉根15 g。水煎服。

4. 湿热白带：紫茉莉根、白花鸡冠花、白花木槿花各15 g。水煎服。

5. 宫颈糜烂所致的白带增多：紫茉莉根、板蓝根各15 g。水煎服。

6. 痛经：紫茉莉根15 g，香附12 g，延胡索10 g。水煎服。

7. 宫颈糜烂：①紫茉莉根30 g。水煎服。②紫茉莉根、韩信草
（唇形科）各15 g，板蓝根30 g。水煎服。③鲜紫茉莉根60 g，板蓝根
30 g。水煎服。

8. 白带：鲜紫茉莉根30 g。水煎服。体虚者加猪脚1只共煲食。

黑 芝 麻 （黑脂麻）

▶**来源**　胡麻科植物芝麻 *Sesamum indicum* L. 的成熟黑色种子。

▶**形态**　一年生直立草本。茎四棱形，有短柔毛。单叶对生或上部的互生；叶片卵形、长圆形或披针形，长5～14 cm，宽1～7 cm，先端尖，基部狭，边缘近全缘或有疏锯齿，两面均有短柔毛，叶脉上的毛较密。花白色，常杂有淡紫色或黄色，单朵或数朵生于叶腋；花萼5裂；花冠唇形，长约3 cm，5裂；雄蕊4枚。果实四棱或六棱或八棱，长圆柱状，长约2.5 cm，成熟时黑色，内含多数种子。种子扁卵圆形，长约3 mm，宽约2 mm，表面黑色，平滑或有网状纹；种仁富含油性，搓烂有油香气。花期6～8月，果熟期8～9月。

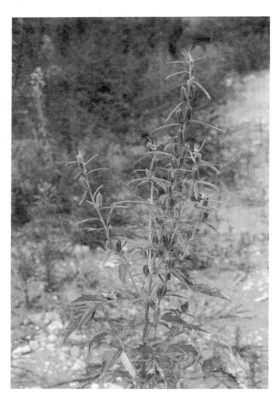

▶**生境分布**　栽培植物。我国各省（区）均有栽培；越南、印度等地也有栽培。

▶**采收加工**　秋季果实成熟时采割地上部分，晒干，打下种子，除去杂质，再晒干。用时洗净，淘去泥沙，晒干。

▶**性味功效** 甘，平。补肝肾，养血，润燥。

▶**用量** 10～15 g。

▶**禁忌** 大便滑泄者忌服。

▶**验方** 1. 产妇乳汁不足，乳汁稀少：黑芝麻微炒，研细粉，加入食盐少许拌匀，每日服1～2匙，开水冲服。

2. 妊娠腹痛：①黑芝麻30 g（另包，捣碎冲服），苎麻根薯、马鞭草各15 g。水煎服。②黑芝麻30 g（另包，捣碎冲服），鲜艾叶60 g，鸡蛋2个（去壳）。水煲服。

黑 血 藤（见天黑、老鸦花藤）

▶**来源** 豆科（或蝶形花科）植物大果油麻藤 *Mucuna macrocarpa* Wall. 的老藤茎。

▶**形态** 大型木质藤本。藤茎类圆形，断面有环纹，刚切断时流出淡红色汁液，不久汁液渐变黑色，故名黑血藤。嫩茎有伏贴柔毛，节上的毛最密，老茎常无毛。羽状复叶互生，小叶3片；顶生小叶片卵形或椭圆形，长10～19 cm，宽5～10 cm，先端短尖或钝，基部圆形；侧生小叶极偏斜，幼时两面均有毛，后仅叶脉有毛；托叶早落；小托叶长约5 mm。花暗紫色，旗瓣常带白色，长3～3.5 cm；总状花序通常生于老茎上；花萼5齿裂；花冠蝶形；雄蕊10枚，其中9枚花丝合生。荚果木质，带形，长26～45 cm，宽

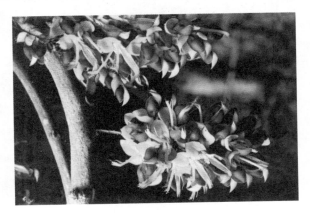

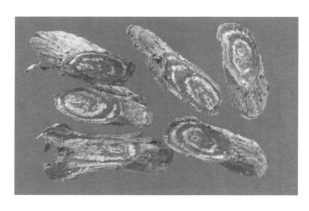

3～5 cm，厚0.7～1 cm，密生红褐色细柔毛，部分近于无毛，近念珠状，常有不规则木质脊与边缘平行，内有种子6～12颗。种子黑色，盘状，两面平，长2～3 cm，宽1.5～2.8 cm，厚0.5～0.8 cm。花、果期4～7月。

▶**生境分布** 生于山地、山谷林中、旷野灌木丛、空旷干沙地。分布于我国台湾、广东、广西、海南、云南、贵州等省（区）；越南、缅甸、印度、泰国、尼泊尔、日本等地也有分布。

▶**采收加工** 全年可采，趁鲜切片，晒干。用时洗净，切碎。

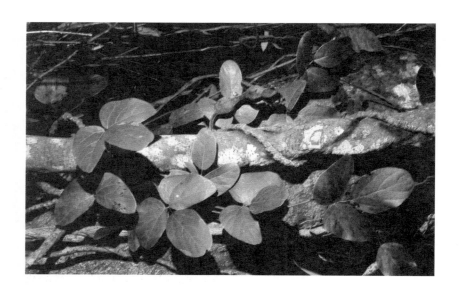

▶**性味功效** 涩，微温。补血活血，调经，舒筋活络。

▶**用量** 15～30 g。

▶**验方** 1. 月经不调：①黑血藤60 g。水煎，冲黄酒适量服。②黑血藤、金樱子根、地捻各30 g，香附10 g。水煎服。

2. 闭经：黑血藤30 g。水煎服。

3. 月经不调、月经量过多：黑血藤、益母草各30 g，月季花根15 g。水煎，红糖适量调服。

4. 血虚、月经不调、闭经：①鲜黑血藤100 g。水煎，红糖适量调服。②鲜黑血藤、鲜月季花根各60 g，水煎去渣，加黄酒120 ml、鸡蛋2个（去壳），再煎至蛋熟，喝汤食蛋。③黑血藤30 g，当归、熟地黄各15 g。水煎，米酒适量调服。

蓖 麻 根

▶**来源** 大戟科植物蓖麻 *Ricinus communis* L. 的根。此外，蓖麻子（种子的中药名）、蓖麻叶（叶的中药名）也入药。

▶**形态** 一年生直立粗壮草本，一般高约2 m。茎圆柱状，中空，有明显的环状节，绿色或紫红色。嫩枝、嫩叶和花序通常有白霜。单叶互生；叶片近圆形，绿色或紫红色，盾状着生，直径20～40 cm或更大，掌状7～11裂，裂片边缘有锯齿；叶柄绿色或紫红色，顶端有盘状腺体；托叶早落。花淡黄色或淡红色；圆锥花序顶生；花雌雄同株，无花瓣；雄花萼片3～5片；雄蕊多数；雌花萼片5片。蒴果球形，果皮有绿色或紫红色软刺，成熟后3裂。种子椭圆形，长8～18 mm，宽5～10 mm，平滑，有灰白色或淡褐色斑纹。花、果期5～10月。

▶**生境分布** 栽培于河沟两岸及冲积土、村边、黄灌区或逸为野生。中国大部分省（区）有栽培，全世界热带至温带地区也有栽培。

▶**采收加工** 根、叶多为鲜用，随用随采，洗净，切碎。种子于秋季采成熟果实，晒干，除去果壳，收集种子。用时除去种子外壳，

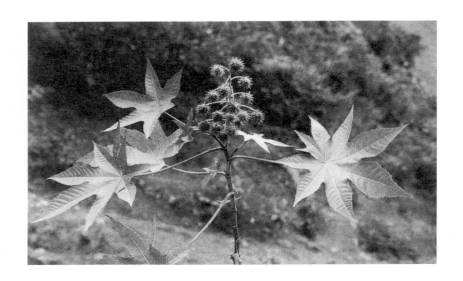

拣取种仁。

▶ **性味功效** 根：淡、微辛，平。祛风活血，止痛镇静。种子：甘、辛，平。有毒。泻下通滞，消肿拔毒，排脓。叶：苦、辛，寒。有毒。消肿拔毒，止痒，止血。

▶ **用量** 根：15～30 g。种子：只作外用，不可生食，以防中毒。叶：只作外用。

▶ **禁忌** 怀孕和经期妇女以及体弱者、便滑者忌服、忌用。

▶ **验方** 1. 子宫下垂：①鲜蓖麻根、金樱子根各120 g，鸡肉适量。水煲服。②鲜蓖麻根、金樱子根、桃金娘根、白背叶根各60 g，升麻6 g。水煎服。③鲜蓖麻根30 g，金樱子根60 g，猪骨适量。水煲服；同时取鲜蓖麻叶适量，捣烂，敷头顶百会穴约20分钟。④鲜蓖麻嫩叶60 g切碎，田鸡（青蛙）1只剖腹去肠。将切碎的蓖麻叶塞入田鸡腹内，用蓖麻叶包好，煨熟后食田鸡，每日1次，连用至愈。⑤蓖麻子30粒。捣烂炒黄，分别敷头顶百会穴和神阙穴（脐元正中）部位48小时，敷药期间必须卧床休息，臀部垫高。治疗后，短期内不宜参加重体力劳动。⑥蓖麻子30粒，米饭少许。共捣烂敷脐部，子宫收缩后，去药。⑦蓖麻子40粒。捣烂，敷头顶百会穴。也可加白糖少量共捣敷。

2. 血山崩：鲜蓖麻叶100 g。先用油盐炒，煲水去渣服。

3. 产后胎盘不下（胎盘滞留、胞衣不下）：①蓖麻子30粒。捣烂加酒糟少许，贴足心涌泉穴，待胎盘落下即去药。②蓖麻根30 g，鸡蛋3个。连壳加水煲熟，去鸡蛋壳，蛋汤同食。

▶附注　蓖麻因其茎、叶、果有红色和绿色之分，民间习惯用红色（俗称红蓖麻）入药。

椿　皮（椿根皮、臭椿皮）

▶来源　苦木科植物臭椿 *Ailanthus altissima*（Mill.）Swingle 的根皮或树干皮。此外，果实（凤眼草）亦入药。

▶形态　落叶乔木。根皮外表面灰黄色或黄棕色，粗糙，皮孔多而明显，内表面淡黄色。树皮灰褐色或灰白色，平滑，有纵直裂纹。嫩枝赤褐色，有疏柔毛。单数羽状复叶互生，小叶13～15片；小叶片长卵形或卵状披针形，下面灰绿色或微带粉白色，基部斜截形，边缘全缘，仅基部通常有1～2对粗锯齿，齿顶端下面有一细小圆形腺体，搓烂后有臭味。花杂性同株，白色或绿白色；圆锥花序顶生；花萼5片，花瓣5片，雄蕊10枚。果实为翅果，长椭圆形，长3～5 cm，种子1粒，扁平，位于翅的中央。花期4～5月，果期8～9月。

▶生境分布　生于向阳山坡、路边、旷野或栽培。本种耐旱及耐碱。分布于我国大部分省（区），朝鲜、日本也有分布。

▶采收加工　春季采剥根皮或树干皮，刮去外面糙皮（也有不刮去的），除净杂质，晒干。用时洗净，切成丝。秋季采成熟果实，晒干。用时洗净，切碎。

▶性味功效　皮：苦、涩，寒。清热燥湿，收涩固肠。果：苦，

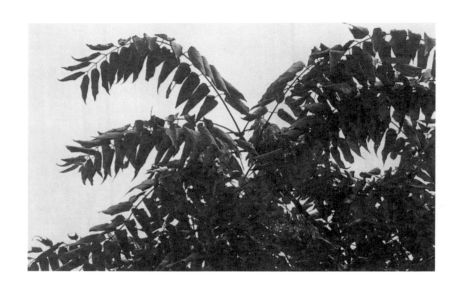

凉。活血，祛风，利湿。

▶**用量**　皮：15～30 g。果：6～10 g。

▶**验方**　1. 湿热白带：①椿皮、滑石各等量。共研细粉，每次服6 g，每日服2次，开水调服。②椿皮、滑石、海螵蛸各等量。共研细粉，每次服6 g，每日服2次，开水调服。③椿皮15 g，苦参10 g，黄柏6 g。水煎服。④椿皮、苍术、苦参、黄柏各10 g。水煎服。⑤凤眼草（臭椿果实）、益母草各等量。共研细粉，水泛为丸，每次服10 g，每日服2～3次。⑥椿皮、猪瘦肉各30 g。水煮，喝汤食肉。⑦椿皮、爵床各30 g。水煎服。⑧椿皮60 g，棉花子15 g。共捣碎，水煎服。

2. 赤白带：椿皮30 g，鸡冠花（白带用白色鸡冠花，赤带用红色鸡冠花）15 g。水煎服。

3. 赤白带伴少腹痛：椿皮30 g，炮姜炭、炒黄柏、白芍各6 g。研细粉或水泛为丸，每次服10 g，每日服2次，开水送服。

4. 滴虫性阴道炎：①椿皮15 g。水煎服。同时用千里光100 g，水煎汤洗阴道。②椿皮、千里光各100 g，薄荷、蛇床子各30 g。水煎汤洗阴道。

5．功能性子宫出血：椿皮、槐花各10 g，侧柏炭15 g，黄柏6 g。水煎服。

6．白带量多，绵绵不断，腰背酸痛：椿皮（炙）50 g，白芍（酒炒）15 g，黄柏炭、良姜炭各6 g。共研细粉，每次服10 g，每日服2次，开水送服。

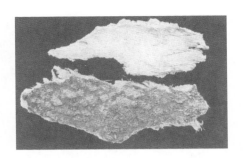

墨 旱 莲（黑墨草、旱莲草）

▶**来源**　菊科植物鳢肠 *Eclipta prostrata*（L.）L. 的地上部分。

▶**形态**　一年生草本。茎直立、斜升或平卧地面，有贴生糙毛。新鲜茎叶揉之有黑色汁液，鲜茎折断后，断面渐变黑色。晒干后全草变黑色。单叶对生；叶片长圆状披针形或披针形，长3～5 cm，宽0.5～2 cm，边缘有锯齿或有时波状，两面密生硬糙毛；叶柄极短或近无柄。花小，白色；头状花序扁球形，顶生或腋生，花序梗长2～4 cm；边缘的花舌状，舌片近2层，长2～3 mm，雌性；中央的花管状，两性；花托凸，托片狭长线形。瘦果肥厚略扁，无毛，顶端无冠毛或有2短芒。花、果期6～10月。

▶**生境分布**　生于田边、沟边、路边湿草地、园边。分布于我国各省（区），世界热带和亚热带地区也有分布。

▶**采收加工**　夏、秋季采收，除去杂质，晒干。用时洗净，切短段。

▶**性味功效**　甘、酸、寒。凉血止血，滋补肝肾，养阴清热。

▶**用量**　6～12 g。

▶**禁忌**　体质虚寒者忌服。

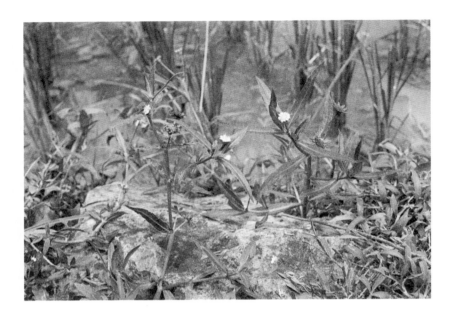

▶验方　1. 产后流血过多，腹痛：墨旱莲30 g，香附10 g。百草霜
6 g，糖适量。将前2味药水煎，冲百草霜调糖服。

2. 血崩：①墨旱莲、地菍叶（野牡丹科）各15 g，栀子炭10 g。
水煎服。②墨旱莲、白茅根、葫芦茶、三角泡（无患子科倒地铃）各
30 g，百草霜6 g。用第2次洗米水适量煎药，水冲百草霜服。③墨旱
莲、仙鹤草各30 g，槟榔炭（研粉）、血余炭（研粉）各3 g。将前2味
药煎水，冲后2味药粉，待冷服。④鲜墨旱莲60 g。水煎服。

3. 月经量过多：①墨旱莲、桃金娘根、三角泡各30 g。水煎，
冲糖适量服。②墨旱莲、白茅根各30 g，积雪草3 g，百草霜、血余
炭（研粉）各6 g。将前3味药水煎，冲后2味药粉和糖适量服。③墨
旱莲、千里光各30 g，侧柏叶、藤杜仲根皮或老茎皮（夹竹桃科）各
15 g。水煎，冲糖适量服。

4. 赤白带：墨旱莲30 g。用鸡汤或肉汤煎药服。

5. 习惯性流产：墨旱莲、艾叶、苎麻根薯、土党参各30 g，藤杜

仲15 g，砂仁10 g，百草霜6 g（另包冲服）。水煎服。

6. 产后恶露不止：墨旱莲、益母草各30 g，香附20 g。水煎，冲糖适量服。

7. 产后大出血：墨旱莲、龙丹花根（马鞭草科赪桐）各30 g，艾叶15 g。用第2次洗米水适量煎服。

薜 荔 果（王不留行、凉粉果）

▶**来源** 桑科植物薜荔 *Ficus pumila* L. 的成熟花序托。此外，薜荔藤（不育枝的中药名）也入药。

▶**形态** 藤本或攀缘灌木，新鲜时折断有白色乳状液汁。单叶互生，枝叶二型；不育枝（不结果幼枝）纤细，有短柔毛，以气根攀于石壁、墙壁或树干上，叶片小而薄，心状卵形，长1～2.5 cm，宽0.5～1.5 cm，基部偏斜，边缘全缘；能育枝粗壮，直立或斜升，叶片大而厚，长圆状椭圆形或卵状椭圆形，长4～10 cm，宽1.5～4.5 cm，边缘全缘，基部不偏斜，上面无毛，下面有短柔毛，网脉隆起呈蜂窝状；托叶脱落后在茎节处留下环状痕迹。花小，生于梨形或倒卵形的隐头花序内壁，此隐头花序（群众通称果实）较大，长2.5～6.5 cm，宽1.5～4 cm，单个生于叶腋，基部收狭成短柄。果为聚花果，长达7 cm，宽达4 cm，成熟时淡黄色。取新鲜的成熟果实榨取汁液和大米浆共煮，冷却后即成可食的白凉粉。花、果期5～10月。

▶**生境分布** 常攀于围墙、岩石或树干上。分布于我国长江以南各省（区）；越南、日本等地也有分布。

▶**采收加工** 秋季聚花果（即花序托，通称凉粉果）变淡黄色时采，投入沸水约1分钟取出，纵剖成2～4片，除净花序托内的白色似芝麻大小的种子，晒干。用时洗净，切丝。

▶**性味功效** 薜荔果：甘，凉。利湿通乳。薜荔藤：甘、涩，平。安胎下乳，祛风通络。

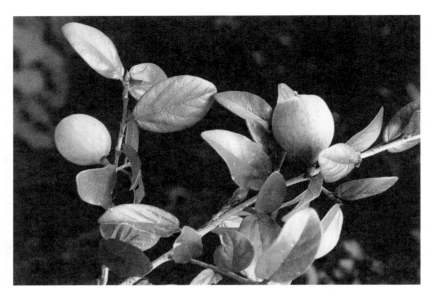

▶**用量** 6～15 g。

▶**验方** 1. 产妇乳汁稀少：①鲜薜荔果5个，猪前蹄1只。酒、水各半炖服。②薜荔果15 g，千斤拔30 g。水煎服。③薜荔果、鱼腥草、蒲公英各30 g。水煎服。④薜荔果15 g，土党参（或党参）30 g，炒山甲片25 g，麦冬10 g，通草、桔梗各6 g。水煎服。

2. 产后乳汁不通：①薜荔果、路路通（枫香树果实）、土党参、麦冬各15 g，通草6 g。水煎服。②薜荔果15 g，小飞扬草（大戟科）30 g，猪脚1只。水煲服。③薜荔果、当归各15 g，黄芪30 g，路路通、丝瓜络、炮山甲片各6 g。水煎服。④薜荔果15 g，炒山甲片10 g，通草、甘草各6 g。水煎服。⑤薜荔果30 g。水煎服。⑥薜荔藤、千斤拔各30 g。水煎服。

3. 产后腰痛：鲜薜荔藤60 g。煎水去渣，煮鸡蛋（去壳）2个服。

4. 脾虚带下：鲜薜荔果种子（取新鲜成熟薜荔果5个剖开取种子）捣烂与白糖15～30 g炖服。

5. 胎动不安（先兆流产）：①薜荔藤30 g。水煎去渣，加鸡蛋9只

（去壳）同煮服。②鲜薜荔藤30 g，苎麻根薯3 g，荷叶蒂7只。水煎去渣，加鸡蛋（去壳）3个同煮服。

6. 产后风，关节风湿痛：薜荔藤60 g。水煎服。

檵 木 根

▶**来源** 金缕梅科植物檵木 *Loropetalum chinense*（R.Br.）Oliv. 的根。

▶**形态** 落叶灌木。根粗壮，断面土黄色。茎直立或因屡遭砍伐而呈莲座状分枝，嫩枝有星状短柔毛。单叶互生，叶片卵形，长2～4 cm，宽1～3 cm，两面有星状毛，下面星状毛较密，灰白色，边缘全缘，有毛；叶柄有星状毛；托叶提早脱落。花白色，比新叶先开放，3～8朵簇生于枝顶；花萼有星状毛，4裂，花开后萼片脱落；花瓣4片；雄蕊4枚。蒴果卵圆形，木质，有褐色星状毛，长7～8 mm，宽6～7 mm，成熟时开裂。花、果期3～8月。

▶**生境分布** 生于向阳山坡、路边、沟边，石山灌木丛中、松树林下和杉树林下常见。分布于我国河南、山东、浙江、江西、江苏、安徽、福建、湖北、湖南、广东、广西、海南、贵州、四川、云南等省（区）；印度、日本等地也有分布。

▶**采收加工** 秋季采收，洗净，趁鲜切片，晒干。用时洗净，切碎。

▶**性味功效** 苦、涩、微温。收敛止血，活血调经。

▶**用量** 10～15 g。

▶**禁忌** 孕妇忌用。

▶**验方** 1. 月经量过多：檵木根（或檵木花）、益母草、仙鹤草、铁扫帚根（豆科或蝶形花科截叶铁扫帚）各15 g。水煎服。

2. 产后大出血：檵木根30 g，鸡蛋2个（炒熟）。加水煎服，另取鲜檵木叶适量捣烂敷百会穴和神阙穴。

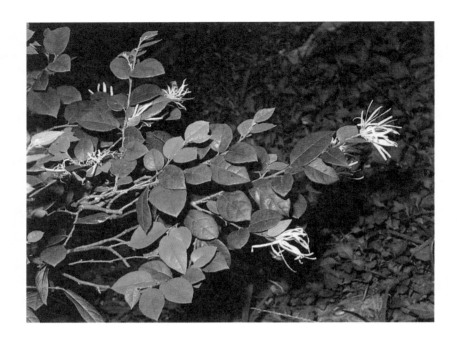

3. 产后恶露不畅、预防产后内伤：鲜檵木根150 g。水煎2次，将2次煎液合并冲黄酒500 ml，红糖200 g调匀，产后第2日起，早、晚饭前各服2～3汤匙。

4. 产后宫缩不良：鲜檵木根100 g。水煎服。因本品有缩宫作用，对先兆流产（胎漏，胎动不安）的出血禁用。

5. 产褥热：檵木根60 g，艾叶、榕树根、柠檬根、积雪草、金银花各15 g。水煎，调糖适量服。

6. 白带：①檵木根30 g，黄酒炒制3次。水煎服。②檵木根100 g（或檵木花15 g），猪瘦肉100 g。水炖，喝汤食肉。③檵木根（去粗皮）60 g，切碎，放入母鸡腹内（去头、足、翅及内脏）缝好，隔水炖烂，喝汤食肉。④檵木根60 g，用猪瘦肉120 g煎汤，用肉汤煎药服。

7. 血崩（功能性子宫出血）：①檵木根100 g，猪瘦肉120 g。水炖服。②檵木根（或檵木叶）、大血藤根各50 g。水煎服。